皮膚疾患
超音波アトラス

著 沢田泰之 東京都立墨東病院皮膚科 部長

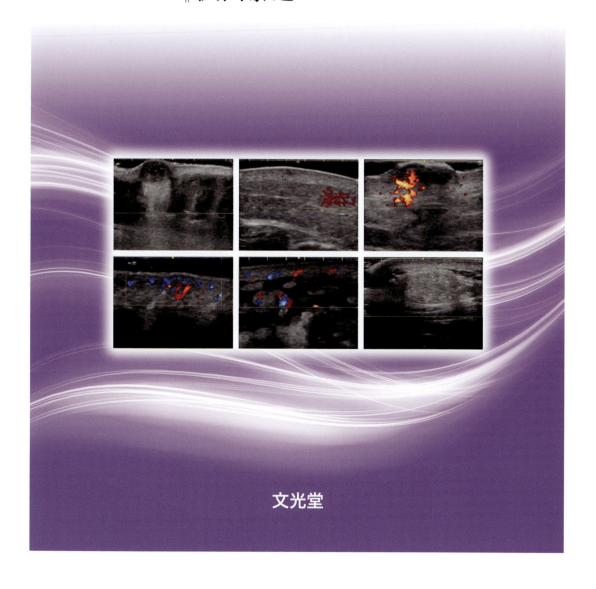

文光堂

はじめに

　近年，皮膚の超音波検査のテキストが多く発売されるようになってきた．しかし，その多くは皮下脂肪織内の皮下腫瘍に関するテキストであり，皮膚科医が真に欲する情報とはいえない．その理由は皮膚疾患の多くが皮下の疾患ではなく，表皮，真皮の病変であるという点と炎症性疾患に関してはほぼ記載されていないということである．

　どうしてそうなってしまったのか．1つには機器の問題がある．従来の12〜16MHzの甲状腺や乳腺をみる表在臓器超音波検査機器では真皮は一本の線として描出されるため，内部の構造を捉えることができない．皮下の疾患を観察することしかできなかったため，皮下の腫瘍が主となるテキストしか書くことができなかったのである．もう一つの問題，なぜ炎症性疾患に関するテキストが書かれなかったかという問題についてはその著書の多くが検査科の医師，または検査技師が書かれているため，いかに優れていたとしても，真皮，皮下組織の多彩な炎症性疾患を網羅することできなかったということがある．

　これに対して，本書では表皮真皮の疾患に対してより高分解能のある22MHzの高周波超音波検査（HRUS）プローベを使用している．それに加えて，GE社と協力して，新たに真皮疾患を捉えるための設定を開発した．このため，真皮だけでなく，角層の変化（日光角化症のpink and blue sign）や表皮の変化（光沢苔癬：claw clutching a ball）なども捉えることが可能になった．真皮疾患については血流の評価も可能となり，IgA血管炎，結節性多発動脈炎など，今まで捉えることのできなかった血管病変なども評価できるようになっている．

　また，皮膚科医にとっては超音波検査と病理検査の対応が重要であり，プローベを当てる方向と生検または切除する方向が一致するように心がけて本書を作成した．臨床写真，超音波検査，病理組織が同一の症例，同一の断面で比較できるように作っている．皮膚科の先生方，検査を行う検査科の先生方，技師の方々にも役立つように作ったつもりである．残念ながら，上記の条件を満たす中で症例を集めて作ったため，症例数は十分ではないかもしれないが，今後これを見て多くの先生方が皮膚の超音波検査に興味を持っていただくための踏み台になればと考えている．

　最後に，このような初めての試みに協力して，皮膚疾患観察用の設定を作ることに協力してくれたGE社の方々と超音波検査の助手からデータの作成まで協力してくれた東京都立墨東病院皮膚科スタッフ，特に医療秘書の山本さんに心より感謝を申し上げます．

　今後，他社でも22MHzから30MHzのプローベが出てくるが，多くは関節を観察するための設定で，真皮観察用の設定はまだない．本書が契機となって，多くの機器で皮膚疾患観察用の設定がなされることを祈っている．

2019年4月

東京都立墨東病院皮膚科

沢田　泰之

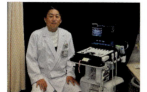

皮膚科外来にて
22MHz 初号機とともに

目 次

《総論》
1. 皮膚超音波検査の方法 … 2
2. 皮膚超音波検査における機器の使い分け … 4
3. 皮膚超音波検査 … 6
   - a. 角層の見方 … 6
   - b. 表皮の見方 … 8
   - c. 真皮の見方 … 10
   - d. 皮下脂肪織の見方 … 12

《各論》Ⅰ. 皮下腫瘍

A. 嚢腫病変
1. 類表皮嚢腫 … 16
   - a. 通常 … 16
   - b. 炎症性粉瘤 … 18
   - c. 繰り返す炎症 … 20
2. 石灰化上皮腫／毛母腫 … 22
   - a. 成熟 … 22
   - b. 未成熟・成長過程 … 24
3. 外毛根鞘嚢胞 … 26
   - a. 通常 … 26
   - b. 石灰化 … 28
   - c. 増殖性 … 30
4. 脂腺嚢腫 … 32
   - a. 単発例 … 32
   - b. 多発脂腺嚢腫 … 34
5. 粘液嚢腫 … 36
   - a. digital mucous cyst(myxoma type) … 36
   - b. ガングリオン(関節包と連続するタイプ) … 38
6. デルモイド腫瘍 … 40
7. 毛巣洞(pilonidal cyst) … 42
   - a. 臀部 … 42
   - b. 陰毛・腋毛の迷入 … 44
8. 筋膜下血腫, 筋膜上血腫 … 46
9. 血管腫 … 48
   - a. venous malformation(単房性) … 48
   - b. venous malformation(多房性, 海綿状) … 50
   - c. venous lake … 52
10. 動脈瘤 … 54

B. 充実性病変
1. 脂肪腫 … 56
   - a. 真皮・皮下脂肪織発生 … 56

- b. 筋膜下，筋肉内 ·· 58
- c. 血管脂肪腫，線維脂肪腫 ·· 60
2. 血管平滑筋腫(充実型) ··· 62
3. リンパ節腫脹 ··· 64
   - a. 反応性 ··· 64
   - b. 悪性リンパ腫(マントル型リンパ腫) ···································· 66
4. 血管腫 ··· 68
   - a. 海綿状血管腫 venous malformation ······························· 68
   - b. グロムス腫瘍 ··· 70
   - c. リンパ管奇形(限局性リンパ管腫) ······································ 72
5. 骨腫 ··· 74
   - a. Osteoma 骨外骨腫 ··· 74
   - b. 線維性異形成 fibrous dysplasia ······································· 76
6. 神経線維腫 ··· 78
   - a. 通常型 ··· 78
   - b. びまん型 ··· 80
7. 神経鞘腫 ··· 82
8. 皮膚混合腫瘍 ··· 84
9. 皮膚線維腫 ··· 86
   - a. 通常 ··· 86
   - b. hemosiderotic histiocytoma ··· 88
10. 隆起性皮膚線維肉腫 ··· 90
11. 顆粒細胞腫 ··· 92
12. 悪性リンパ腫(びまん性大細胞B細胞リンパ腫) ······················· 94
13. 副乳 ··· 96
14. 転移性腫瘍 ··· 98
   - a. 皮内(胃癌[鎧状癌]) ··· 98
   - b. 皮下(肺腺癌) ··· 100
15. 耳下腺腫瘍 ··· 102
16. 異物 ··· 104

《各論》Ⅱ．皮膚腫瘍

1. 色素性母斑 ··· 108
   - a. Unna 母斑 ··· 108
   - b. Miescher 母斑 ··· 110
   - c. Spitz 母斑 ··· 112
2. 悪性黒色腫 ··· 114
3. 脂漏性角化症 ··· 116
   - a. 通常型 ··· 116
   - b. irritated type ··· 118
4. 日光角化症 ··· 120
5. Bowen 病 ··· 122
6. 基底細胞癌 ··· 124
   - a. 充実型 ··· 124
   - b. 表在型 ··· 126
7. 有棘細胞癌 ··· 128
   - a. 小結節 ··· 128

b. 高分化型 ･･･ 130
　　c. 低分化，進行癌 ･･･ 132
　8. 脂腺母斑 ･･･ 134
　9. 脂腺腺腫 ･･･ 136

《各論》Ⅲ．炎症性疾患

　1. 蕁麻疹 ･･ 140
　　a. 慢性蕁麻疹 ･･･ 140
　　b. 急性期の蕁麻疹型反応 ･･ 142
　2. 多形滲出性紅斑 ･･･ 144
　　a. 表皮障害が強いタイプ（Stevens-Johnson 症候群など）････････････････････････ 144
　　b. 真皮上層の滲出が強いタイプ ･･ 146
　3. 結節性紅斑 ･･･ 148
　　a. 初期 ･･ 148
　　b. 慢性期・晩期 ･･･ 150
　4. Bazin 硬結性紅斑 ･･ 152
　　a. 通常 ･･ 152
　　b. 結節性紅斑との鑑別 ･･ 154
　5. 硬化性脂肪織炎 ･･･ 156
　　a. 急性期 ･･ 156
　　b. 慢性期 ･･ 158
　　c. まとめ ･･ 160
　6. サルコイドーシス（結節型）･･ 162
　7. 脛骨前粘液水腫 ･･･ 164
　8. 貨幣状湿疹（慢性の湿疹性変化）･･ 166
　9. 慢性痒疹 ･･･ 168
　　a. 痒疹結節 ･･･ 168
　　b. 多型慢性痒疹（膨疹状局面）･･ 170
　10. 扁平苔癬 ･･ 172
　　a. 粘膜苔癬 ･･･ 172
　　b. 苔癬型薬疹 ･･･ 174
　11. 固定薬疹 ･･ 176
　12. 光沢苔癬 ･･ 178
　13. アミロイド苔癬 ･･･ 180
　14. 円板状エリテマトーデス ･･･ 182
　15. 水疱性類天疱瘡 ･･ 184
　16. 滴状類乾癬 ･･ 186
　17. 斑状類乾癬（菌状息肉症［紅斑期］）･･ 188

《各論》Ⅳ．循環障害・血管炎

　1. 動脈系疾患 ･･･ 192
　2. IgA 血管炎 ･･･ 194
　　a. 超音波と病理 ･･･ 194
　　b. 血流と血管の関係 ･･･ 196
　3. 血管炎のない細小血管の障害（特発性血小板減少性紫斑）････････････････････････ 198
　4. IgA 血管炎と鑑別が必要な紫斑（単純性紫斑）･･････････････････････････････････････ 200

- 5. Livedo ……… 202
  - a. polyarteritis nodosa cutanea(PNC) ……… 202
  - b. 分枝状皮斑　livedo racemose(静脈) ……… 204
  - c. 網状皮斑　livedo reticularis ……… 206
  - d. livedo racemose(atrophie blanche) ……… 208
- 6. 閉塞性動脈硬化症 ……… 210
  - a. 重症虚血肢　critical limb ischemia(CLI) ……… 210
  - b. ABI，SPP，CT-angiography ……… 212
  - c. 鑑別が必要な疾患(Buerger 病，急性動脈閉塞症，二次性副甲状腺機能亢進症，結節性多発動脈炎，多発血管炎性肉芽腫) ……… 214
- 7. 血栓性静脈炎 ……… 216
  - a. 通常型(下肢静脈瘤) ……… 216
  - b. 特殊型 ……… 218
- 8. 深部静脈血栓症 ……… 220
  - a. 通常型 ……… 220
  - b. 骨盤内腫瘍，内頸静脈血栓症，胸骨出口症候群 ……… 222
- 9. 下肢静脈瘤 ……… 224
  - a. 専門としない皮膚科医が知っておきたいポイント ……… 224
  - b. 大伏在静脈系 ……… 226
  - c. 小伏在静脈系，穿通枝系 ……… 228
- 10. 動静脈瘻 ……… 230
  - a. 先天性 ……… 230
  - b. 後天性 ……… 232

《各論》V．感染症

- 1. 蜂窩織炎 ……… 236
- 2. 丹毒 ……… 238
- 3. 壊死性筋膜炎(ガス壊疽) ……… 240
- 4. 癤(フルンケル)，痔瘻 ……… 244

《各論》VI．治　療

- 1. 切除する？(良性・悪性の鑑別) ……… 248
  - a. 脂漏性角化症から有棘細胞癌 ……… 248
  - b. 悪性化を疑う所見(血流の偏在) ……… 250
- 2. 切除範囲の決定(基底細胞癌) ……… 252
- 3. 脂肪腫(筋膜間) ……… 254
  - a. 揉み出し法(低濃度大量浸潤局所麻酔) ……… 254
  - b. 切除範囲の決定(真皮由来の脂肪腫) ……… 256
- 4. 不整形膿瘍の切除範囲の決定(毛巣洞，慢性膿皮症，汗腺炎) ……… 258

索引 ……… 260

《総論》

《総論》

1．皮膚超音波検査の方法

KEYWORD 高周波超音波検査機器(HRUS)＞表在臓器超音波検査
HRUS(22MHz 以上)：角層，表皮，真皮，皮下脂肪織上層
表在臓器超音波検査(8〜16MHz)：HRUS で検査できない深部

《皮膚超音波検査の方法》
- プローベに十分にゼリーを盛る．その際，気泡を入れないように注意する．ゼリーが少ないと，密着してしまい，良好な検査ができない．
- 検査部位が安定するように，検査部位が上肢の場合は机の上や超音波機器に検査部位を置く．
- プローベは第1，2，3指でペンを握るように持ち，第4，5指を検査部に置き，安定した状態を作る．
- プローベは皮膚からやや浮かせて検査を行う．超音波検査機は密着した部位のデータが取れないため，プローベを密着させると角層や表皮の評価ができなくなる．
- プローベを表皮に対して垂直に立てて検査を施行する．
- 超音波出力(ゲイン)を調整して，見やすい状況を作る．
- 血流量に関しては反対側の正常部位を指標にして検査を行う．
- 小児の場合は泣いてしまうと十分な検査ができない．速やかに検査ができるよう，予めカラードップラーやゲインを調整しておく．

■ 正しいプローベの当て方

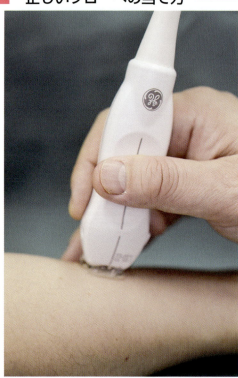
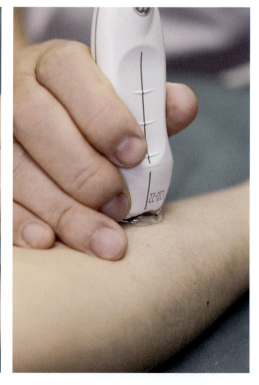

■ よく見かける間違った検査法

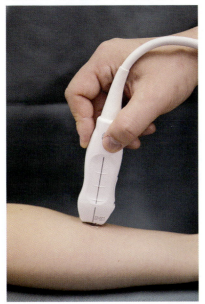
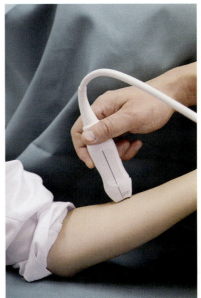

左：押しつけるように持ってしまうと角層表皮が分かりにくくなる．
右：検査部位が安定しない状態では腕が動いてしまい明瞭な像が得られない．

■ 前腕：表在臓器超音波検査（12MHz）

正しい検査法の超音波所見　　　誤った検査法の超音波所見

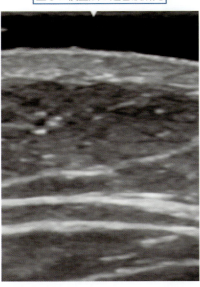
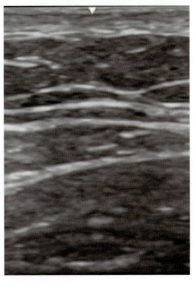

左：正しい検査法
　角層，表皮，真皮が分離されて，明瞭に確認できる
右：よく見かける誤った検査法
　密着しているため，角層，包皮，真皮が不明瞭

《総論》

2. 皮膚超音波検査における機器の使い分け

> **KEYWORD** 高周波超音波検査機器(HRUS：high-resoluton ultrasonography)
>
> 表在臓器超音波検査
> - HRUS(20MHz以上)：角層，表皮，真皮，皮下脂肪織上層
> - 表在臓器超音波検査(8〜16MHz)：高周波超音波検査で検査できない深部
> - 皮膚疾患に関してはHRUSを使用し，観察困難な深部については表在臓器超音波検査機器を使用することが望ましい．
> - 注意：分解能の向上に伴い，本書では点状の高エコーを高エコースポット，輝点斑状の高エコーを高エコー領域と表現している．

■ 前腕：HRUS(22MHz)

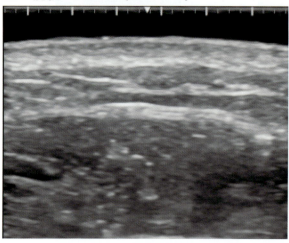

- ●特徴
  - ・角層，表皮，真皮皮下脂肪織の構造を確認できる．
  - ・プローベから10mm程度までしか，検査することができない．
- ●適応疾患
  - ・皮膚の炎症性疾患
  - ・皮膚の血管炎
  - ・皮膚(悪性)腫瘍，皮下腫瘍

■ 前腕：表在臓器超音波検査（12MHz）

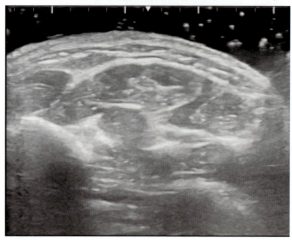

- ●特徴
  - ・角層，上皮，真皮は一本の線となって，内部構造を確認することはできない．
  - ・筋層，骨まで観察することができる．
- ●適応疾患
  - ・皮下腫瘍
  - ・軟部腫瘍
  - ・下肢静脈瘤
  - ・閉塞性動脈硬化症

■ 病理組織による診断の裏付け

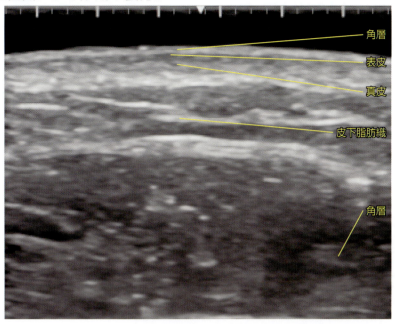

● HRUS（22MHz 以上）
　長所：角層，表皮，真皮，皮下脂肪織が分離され，それぞれを観察できる．
　短所：5〜10mm までしか観察ができない．

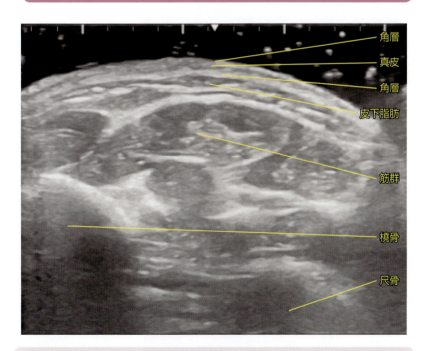

● 表在臓器超音波検査プローベ（8〜16MHz）
　長所：脂肪織，筋層，乳腺，甲状腺など表在臓器のほぼすべてを観察できる．
　短所：皮膚科医が最も必要な表皮，真皮の観察ができない．

《総論》

3. 皮膚超音波検査
a. 角層の見方

> **KEYWORD** 角層は最上層の線状の高エコー
>
> ● 角層は最上層の線状の高エコーとして反映される.
> ● 角層に肥厚がある場合は厚くなる.
> ● 薄い錯角化部や粘膜部などでは消失する.
> ● 顔面のように軟毛がある部位では気泡が残り, 高エコースポット(輝点)となる.

■ 正常下腿(22MHz):角層は最上層の高エコー領域である

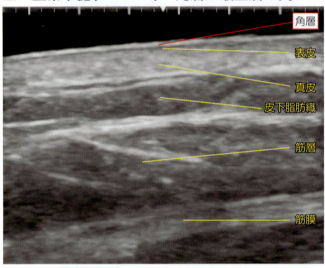

■ 正常顔面(22MHz):軟毛の影響で角層部に気泡が残存

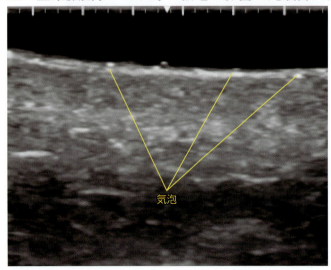

● 角層
  ・正常皮膚では均一で線状の高エコーとして反映する.
  ・顔面のように軟毛が多い部位では気泡が点状の輝点として反映される.
● 過角化
  厚いエコー領域.
● 錯角化
  高エコー領域は消失する.

《総論》

■ 粘膜苔癬（22MHz）：粘膜部は角層がみられない

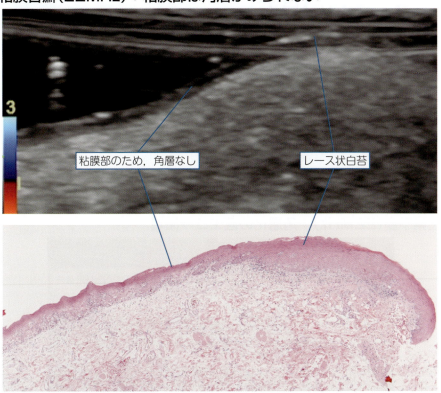

■ 日光角化症（22MHz）

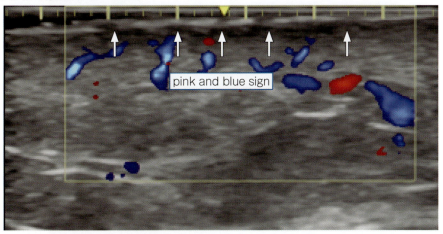

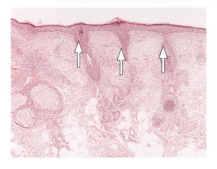

日光角化症では角化の強い部位と毛包部の角化の不完全な部位が交互に来て pink and blue sign （⇨）をきたす場合，超音波検査でも高エコー領域と低エコー領域が交互にみられる．

《総論》

3. 皮膚超音波検査
b. 表皮の見方

> **KEYWORD** 角層化の低エコー領域
>
> ●超音波検査は周波数が高いほど精細に見ることができる．
> ●超音波検査は周波数が高いほど到達距離が短くなる．
> ●故に，皮膚超音波検査は高周波超音波機器（HRUS）で施行し，届かない深部を通常の表在臓器超音波検査機器で行う．

■ 正常下腿（22MHz）：角層化の低エコー領域

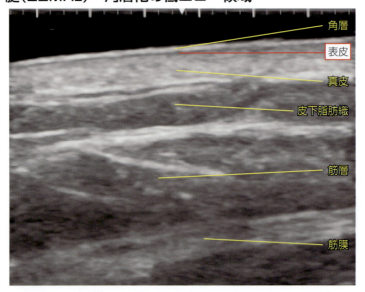

角層
表皮
真皮
皮下脂肪織
筋層
筋膜

■ 脂漏性角化症（22MHz）

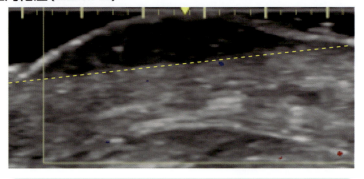

表皮細胞は低エコーとなるため，脂漏性角化症全体は低エコー領域を形成する．内部に角化を表す点状の高エコー領域があることが多いいわゆる，pencil-line(----)を越えないことがわかる．
有棘細胞癌ではpencil-lineを越えて，下方に成長する．

■ 貨幣状湿疹（苔癬化）

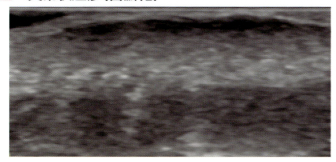

貨幣状湿疹の苔癬化など表皮突起が延長する病変では表皮を表す低エコー領域が不規則に下方に延びている．

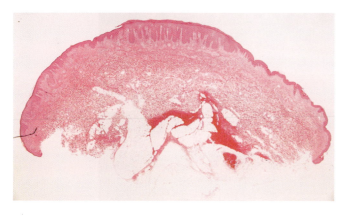

■ 光沢苔癬

光沢苔癬に特徴的な表皮細胞の延長（claw clutching a ball）をとらえることもできる．

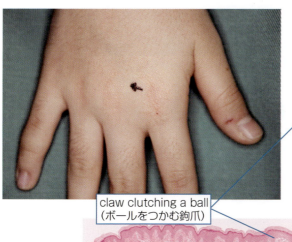
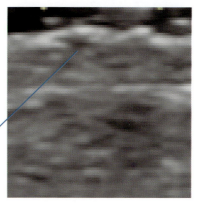

claw clutching a ball
（ボールをつかむ鉤爪）

《総論》

3. 皮膚超音波検査
c. 真皮の見方

> **KEYWORD** 真皮は角層・表皮下の帯状の高エコー領域,
> 毛包は下方に伸びる低エコー領域,
> 脂腺は綿毛状の高エコー

■ 正常下腿（22MHz）

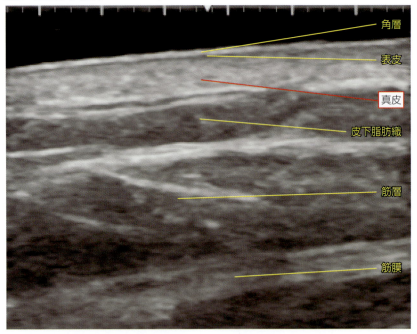

■ 毛包と脂腺（22MHz）

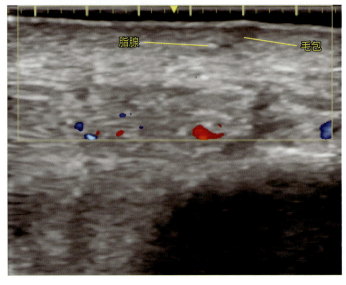

- 真皮は角層,表皮の下の帯状の高エコー領域である.
- 水平に伸びる膠原線維の反射が高エコーとなる要因と考える.
- 毛は高エコーとなるが,毛包部では毛も周囲の膠原線維も縦方向になるため,反射が減り,低エコー領域となる.
- 脂腺は綿毛状高エコー.

■ 皮膚線維腫（22MHz）

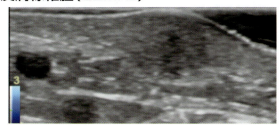

膠原線維が増えても方向が錯綜していることと，細胞成分が多いため低エコー領域となる．

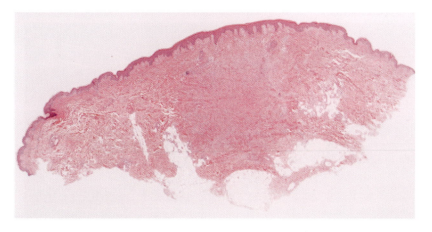

■ 顆粒球腫（22MHz）

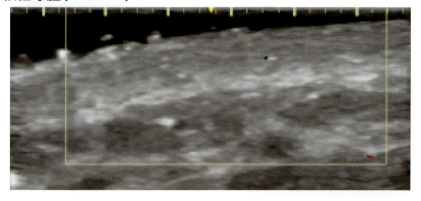

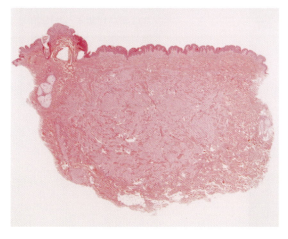

- 真皮内に境界不明瞭な腫瘍がある場合でも，腫瘍の形態のままに観察することができる．
- 本症例では胞巣を形成するように広がっていることをとらえている．
- 今までの表在臓器超音波検査機器では真皮内の変化を捉えることは難しい．

《総論》

3. 皮膚超音波検査
d. 皮下脂肪織の見方

> **KEYWORD** 真皮は角層・表皮下の帯状の高エコー領域、毛包は下方に伸びる低エコー領域、脂腺は綿毛状の高エコー

■ 正常下腿（22MHz）

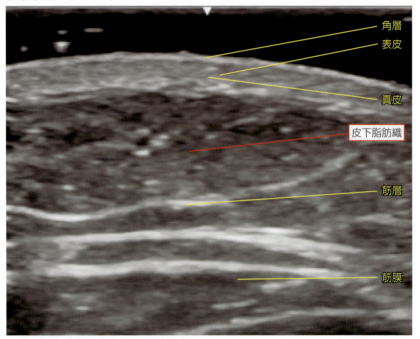

■ 毛包と脂腺（22MHz）

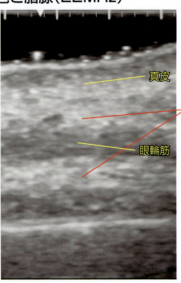

- 脂肪組織は通常低エコー領域として反映される．
- 顔面の浅層にみられる小さな脂肪が集まった脂肪織や脂腺など，小さな脂肪細胞の集塊は超音波の乱反射により高エコー領域となる．

■ 表在性皮膚脂肪腫性母斑

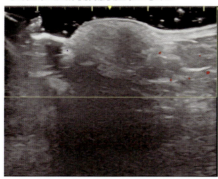
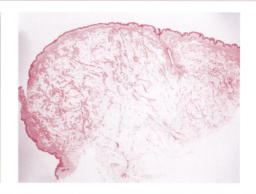

表在性皮膚脂肪腫性母斑のように小さな脂肪組織の集合体では脂肪組織と膠原線維の超音波の反射率が大きく違うために，乱反射をきたして高エコーとなる．乱反射の影響で音響陰影を伴うことも多く，非常に軟らかいのに石灰化があるのではないかと疑ってしまうことがある．

■ 脂肪腫

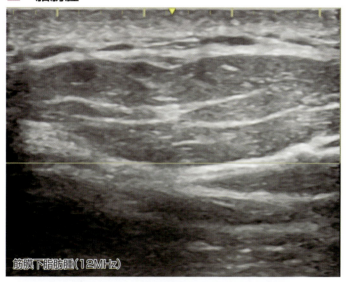

- よく見る脂肪腫は筋膜下脂肪腫である．
- 筋膜下に低エコー領域を認め，内部に繊維隔壁を表す横線状の高エコーがある．
- まれに，真皮脂肪由来の脂肪腫をみる．被包ははっきりせず，真皮から連続性に発生している．

筋膜下脂肪腫（12MHz）

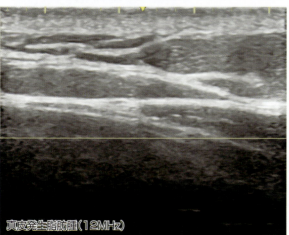

真皮発生脂肪腫（12MHz）

真皮脂肪由来の脂肪腫を22MHzで観察すると連続していることが分かる

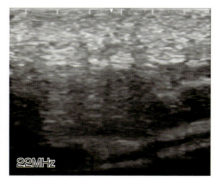

22MHz

《各論》 Ⅰ．皮下腫瘍

A. 嚢腫病変
B. 充実性病変

《各論》I．皮下腫瘍-A．嚢腫病変

1．類表皮嚢腫
a．通常

KEYWORD 類円形，境界明瞭，低エコー，内部血流なし，層状・塊状の高エコースポット

- 成人で最も一般的な皮下腫瘍．すべての皮下腫瘍で鑑別の対象となる．
- 毛嚢漏斗部の狭窄，拡張が本体で，内部に角質を入れる．
- 弾性軟で，皮膚に癒合し，下床とは可動性を有する．
- 時に，面皰様黒点や毛包の開大を認めることが多い．
- 超音波検査では境界平滑で明瞭な低エコー領域で内部血流なし．
- HRUSでは層状・塊状の高エコースポット，表皮と連続する瘻孔を認める．
- 長期間炎症を繰り返し，有棘細胞癌などに癌化する可能性がある．
- 治療は摘出．摘出時に漏斗部を必ず摘出する必要がある．

■ 臨床像

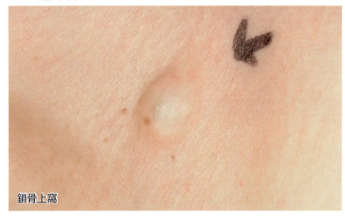

鎖骨上窩

●臨床像のポイント
弾性軟で常色からやや青味を帯びた皮膚と癒合する皮下腫瘍．

《鑑別診断》
・脂肪腫
・Steatocystoma
・外毛根鞘腫
・血管腫
・有棘細胞癌

■ 超音波画像

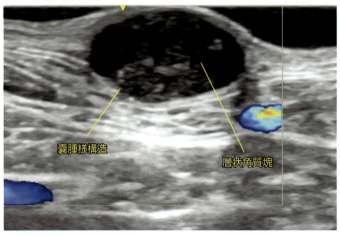

嚢腫様構造　　層状角質塊

●嚢腫様構造
真皮内から皮下にある境界明瞭な低エコー領域．内部に血流がないことが重要である．

●層状角質塊
嚢腫内部に点状・塊状の高エコースポットあり．

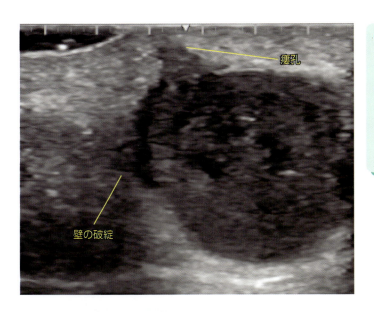

- 漏斗部
  表皮と連続する漏斗状構造を有する例が多い.
- 壁の破綻
  壁が不整, 不明瞭な時は炎症所見がなくても, 壁が破綻しているため, 摘出時に注意.

■ 病理組織による診断の裏付け

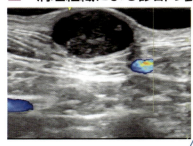
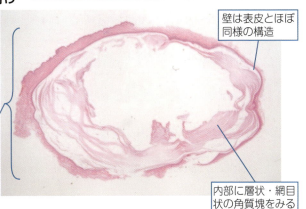

- 壁は表皮とほぼ同様の構造
- 内部に層状・網目状の角質塊をみる
- 真皮から皮下脂肪織に存在する単房性嚢腫

POINT◆ 病理との対比

《病 理》
- 毛嚢漏斗部狭窄, 拡張が主体で, 内部に層状・網目状の角質を入れる単房性嚢腫.
- 壁は薄い表皮状構造.

《超音波（高周波超音波検査機器：HRUS）》
- 嚢腫状構造：内部に血流を認めない均一な低エコー.
- 内部の層状・網目状の角層：HRUS では均一で層状・塊状の高エコースポット.
- 漏斗部の狭窄, 拡張：HRUS では肉眼で判別困難でも表皮に開口する漏斗状構造としてとらえられる.
- 薄い壁：
  ・内部と外部の音響インピーダンスの差が大きいため境界は平滑で明瞭になる.
  ・薄い壁が破綻すると境界は粗造で不明瞭になる.

《各論》Ⅰ. 皮下腫瘍-A. 嚢腫病変

1. 類表皮嚢腫
b. 炎症性粉瘤

KEYWORD 嚢腫壁周囲の血流増加，嚢腫壁の不明瞭化，凹凸変化

- 粉瘤は時に炎症を伴って発赤し腫脹する．
- 感染だけでなく，外傷による嚢腫壁の破壊でも炎症が起きる．
- 筋膜に炎症が及ぶと下床との可動性はなくなる．
- 自壊して大きな瘻孔を形成する場合がある．
- 真皮の薄い頸部などでは内部が透見し，青黒い外観を呈する場合がある．

■ 臨床像

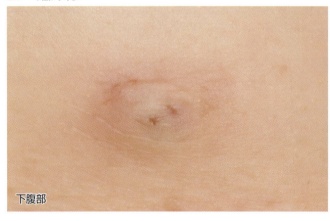

下腹部

- **臨床像のポイント**
  淡紅色から赤色の軟らかい皮下腫瘍．
  《鑑別診断》
  ・癤（フルンケル）
  ・毛巣洞（毛の迷入）
  ・外毛根鞘腫
  ・慢性膿皮症
  ・有棘細胞癌
  ・皮膚腺病

■ 超音波画像

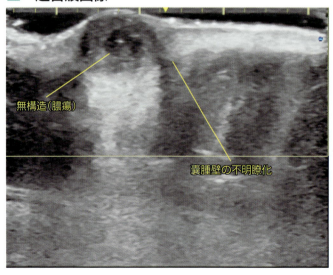

無構造（膿瘍）
嚢腫壁の不明瞭化

- **嚢腫壁の変化**
  ・炎症により嚢腫壁は破綻し，不明瞭化する．再生した壁は不規則な凹凸を示す．
  ・内部エコーはほぼ均一な低エコー領域．炎症出現後では内部の一部に血流が血流をみることある．
- **嚢腫内部の変化**
  ・嚢腫内部にやや high density な点状・塊状の領域がある．
  ・膿瘍化すると均一な低エコーとなる．炎症が続くと内部に血流を認めるようになる．

■ 病理組織による診断の裏付け

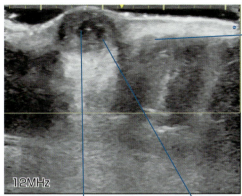
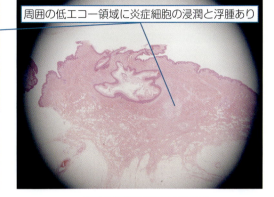

- 囊腫中央部は無構造で膿瘍化している
- 内部に層状の角質塊をみる
- 周囲の低エコー領域に炎症細胞の浸潤と浮腫あり
- 囊腫壁周囲に血流の増加

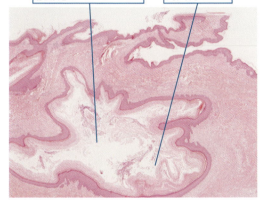

- 囊腫壁の境界が不明瞭
- 囊腫壁に不規則な凹凸がある

POINT

《表皮囊腫に炎症を伴っているかどうかは以下の3点で鑑別》

①囊腫周囲
　・周囲組織の血流が増加している.
　・肉眼的には紅斑を伴っており，病理組織では炎症細胞浸潤を認める.

②**囊腫壁**：腫瘍壁の一部が不明瞭になっている．現在炎症がなくても，繰り返し炎症をきたした場合，囊腫壁が不規則な構造となる.

③囊腫内部
　・囊腫内部の構造が均一化してくる.
　・膿瘍化すると囊腫内部の層状の角質は均質し，時間経過とともに内部に血流を認めるようになる.

● 炎症を伴った表皮囊腫の手術は囊腫壁を剥離していくと破れる可能性が高い.
● 患者に説明したうえで，くりぬき法などの手術を行う.

《各論》Ⅰ．皮下腫瘍-A．囊腫病変

1．類表皮囊腫
c．繰り返す炎症

KEYWORD　不整形，トンネル構造，囊腫内部の血流

- 球状，類円形をきたす腫瘍だが，慢性の炎症をきたすと不整な形態となり，手術時に取り残す可能性が出てくる．
- 通常，瘻孔は1個だが，自壊したり，穿刺されたりすることで，複数の瘻孔を持ち不正形となる皮膚に癒合し，下床とは可動性を有する．
- 下床との可動性が保たれている場合が多いが，繰り返す炎症により，下床と癒合する場合がある．下床との可動性がない場合，筋膜と癒着していることが考えられ，注意が必要である．

■ 臨床像

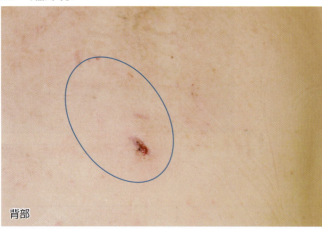

背部

●臨床像のポイント
・形態は類円形や半径ではなく，様々．
・下床と癒合している場合がある．

《鑑別診断》
・慢性膿皮症
・毛の迷入
・フルンケル
・皮膚腺病
・痔瘻

■ 超音波画像

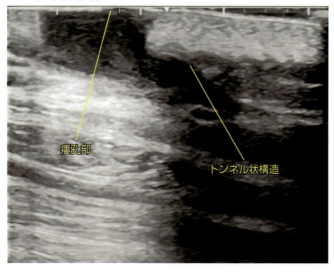

瘻孔部　トンネル状構造

● 不整形囊腫
瘻孔部から非対称性に円形でない囊腫が広がっている．

● トンネル状構造
囊腫からいくつかの方向にトンネル状の構造が広がっている．

■ MRI，標本，組織による診断の裏付け

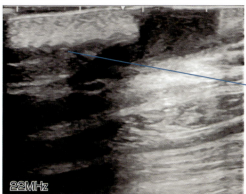
22MHz

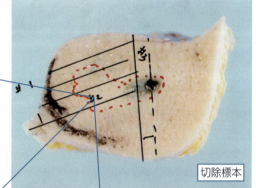
切除標本

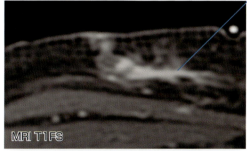
MRI T1 FS

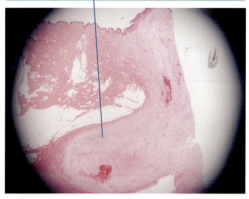

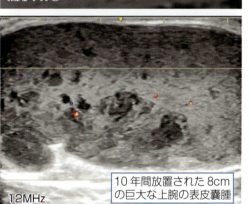
12MHz　10年間放置された8cmの巨大な上腕の表皮囊腫

● 囊腫内部
- 慢性的に炎症を繰り返す類表皮囊腫では思わぬ方向部位に腫瘍がトンネル状に伸展している場合があり，術前の画像検査が必須である．
- 内部血流を伴う例では有棘細胞癌への移行も考えて検査する．

POINT◆ 慢性炎症をきたした場合の手術

- 慢性化した場合，トンネル状に膿瘍が拡大するため，超音波検査でその全貌を明らかにしてから，手術を行うべきである．
- 超音波検査下に瘻孔または穿刺により色素（インドシアニングリーンなど）を注入すると，手術時により膿瘍の境界を判別しやすくなる．
- 筋膜を巻き込むような大きな表皮囊腫では筋膜を切除する可能性があり，鎮痛，摘出後の筋膜処理がしやすいように，全身麻酔での手術を考慮する必要がある．
- 頚部では皮膚腺病と鑑別が必要．皮膚腺病では内部血流がありリンパ節を疑う構造が残っている場合がある．
- 肛囲では痔瘻との鑑別が必要．痔瘻では超音波で肛門との連続性が疑われる．

《各論》Ⅰ．皮下腫瘍−A．囊腫病変

2. 石灰化上皮腫/毛母腫
a. 成熟

> **KEYWORD** 碁石をはめ込んだような硬さ，境界明瞭，音響陰影 (acoustic shadow)
>
> - 小児で最も一般的な皮下腫瘍．すべての皮下腫瘍で鑑別の対象となる．
> - 石灰化を特徴とする毛包系腫瘍．
> - 石のように非常に硬く，皮膚に癒合し，下床とは可動性を有する．
> - 周囲から中央に向かって好塩基性細胞，移行細胞，陰影細胞と角化，石灰化が進む．時に骨化を伴う．
> - 超音波検査：境界明瞭．内部血流なし．石灰化が進んだものは音響陰影を伴う．
> - 高周波超音波検査機器(HRUS)：好塩基性細胞や石灰化の弱い部位は低エコー領域に，石灰化の強い部位は高エコー領域で，点状・巣状の高エコースポット．

■ 臨床像

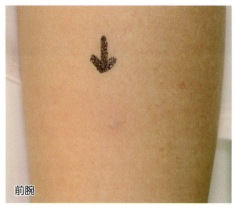

前腕

- **臨床像のポイント**
  弾性軟で常色からやや青味を帯びた皮膚と癒合する皮下腫瘍．
- **《鑑別診断》**
  ・皮膚石灰沈着症
  ・表皮嚢腫
  ・外毛根鞘腫
  ・脂肪腫
  ・有棘細胞癌

■ 超音波画像

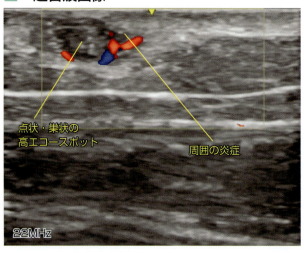

点状・巣状の高エコースポット
周囲の炎症
22MHz

- **点状・巣状の高エコースポット**
  石灰化が進み周囲の低エコー領域が消失すると，腫瘍壁がわかりづらくなる．
- **周囲の血流増加**
  ・時に周囲の組織との間に炎症所見をみる．痛みを伴うことが多い．
  ・時に周囲の血流増加を認める．
  ・組織と比較すると炎症があり痛みを伴う場合が多い．

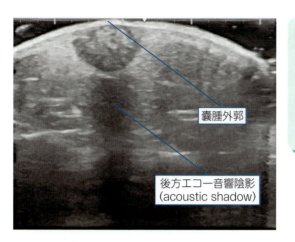

- 腫瘍壁
  石灰化の強い腫瘍では，腫瘍壁は一層の高エコー領域になる．
- 音響陰影
  石灰化が強い部位では超音波が完全に遮断され，音響陰影(acoustic shadow)を形成する．

■ 病理組織による診断の裏付け

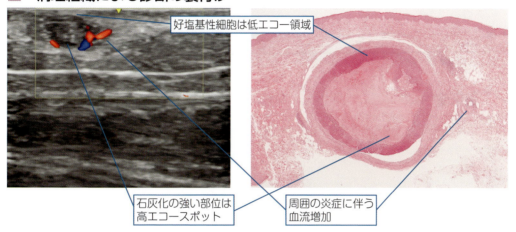

POINT ◆ 病理との対比

《病理》
- 通常，周囲より好塩基性細胞(basophilic cells)，移行細胞(transitional cell)，陰影細胞(shadow cell)の順に角化，石灰化が進行する．
- 周囲に炎症を伴う場合がある．

《超音波(12MHz)》
- 境界明瞭で低エコーの腫瘤．上部境界部は高エコー，後方エコーは低エコーで時に，音響陰影(acoustic shadow)を形成する．

《高周波超音波検査機器(HRUS)》
- 好塩基性細胞外側の皮膜を形成する部位は高エコー，その内部の好塩基性細胞層は低エコーに，その内部は高エコー領域となり，一部により強い高エコースポットを認めるようになる．
- 成長を停止した症例では内部に血流を認めない．
- 周囲に血流がある例では痛みがあることが多く，痛みを我慢していることがある．患者が小児の場合，本人に確認をとることが重要である．

《各論》I. 皮下腫瘍-A. 嚢腫病変

2. 石灰化上皮腫/毛母腫
b. 未成熟・成長過程

KEYWORD 石のように硬い，境界明瞭，内部血流増加，後方エコー

- 小児で最も一般的な皮下腫瘍．時に，急激に拡大し，手術痕が大きくなる．
- 石灰化を特徴とする毛包系腫瘍．
- 石のように硬い，皮膚に癒合し，下床とは可動性を有する．
- 周囲から中央に向かって好塩基性細胞，移行細胞，陰影細胞と角化，石灰化が進む．時に骨化を伴う．
- 超音波検査：境界明瞭．後方エコーは低エコー，内部血流あり．石灰化が進んだものは音響陰影を伴う．
- 高周波超音波検査機器(HRUS)：好塩基性細胞や石灰化の弱い部位は低エコー領域に，石灰化の強い部位は高エコー領域で，点状・巣状の高エコースポット．

■ 臨床像

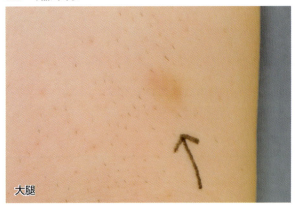

●臨床像のポイント
弾性軟で常色からやや青味を帯びた皮膚と癒合する皮下腫瘍．
《鑑別診断》
　・皮膚石灰沈着症
　・表皮嚢腫
　・外毛根鞘腫
　・粉瘤
　・有棘細胞癌

■ 超音波画像

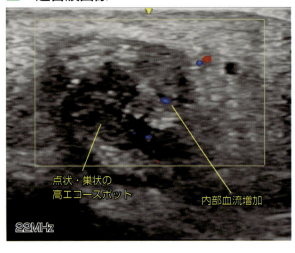

●点状・巣状の高エコースポット
石灰化の進行した部位を示している．
●内部の広範囲な低エコー領域
　・内部の間質を表しており，血管などが含まれている．
　・周囲の低エコー領域は陰影細胞．
　・成長過程の石灰化上皮腫は内部に血流増加を認める．

《各論》Ⅰ. 皮下腫瘍-A. 囊腫病変

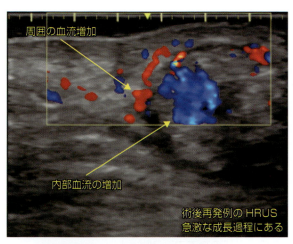

- 腫瘍内部の血流増加
  通常は認めないが，成長している例では多く認める．
- 周囲の血流増加
  急激に成長している腫瘍では，下方から真皮上層へ，ネット状の栄養血管を認める．

■ 病理組織による診断の裏付け

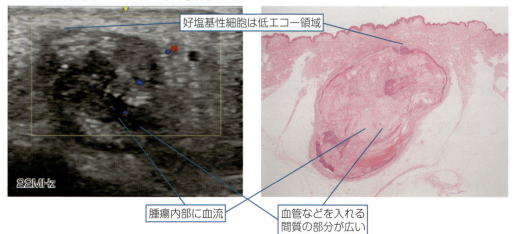

| POINT◆ 病理との対比 |

《病 理》
- 通常，周囲より好塩基性細胞（basophilic cells），移行細胞（transitional cell），陰影細胞（shadow cell）の順に角化，石灰化が進行する．
- 成長過程にある腫瘤では腫瘍内部及び栄養血管の血流増加と石灰化していない間質の増生を認める．

《高周波超音波検査機器：HRUS》
- 境界明瞭で周囲は低エコー，内部は高エコーで音響陰影（acoustic shadow）を形成する．
- 成長過程にある腫瘤では内部及ぶ周囲の血流増加を認める．外部の血流は腫瘤外壁に沿って表皮側に向かい上方から内部に入る毛包の血流を思わせる流れになる．
- 成長過程の腫瘤では好塩基細胞の範囲が広いため，比較的広範囲に低エコー領域を認める．
- 成長を停止した症例では内部に血流を認めない．
- 成長している腫瘤では音響陰影を引かないものが多く，注意が必要である．

3. 外毛根鞘嚢胞
a．通常

KEYWORD 頭部，脱毛，充実性腫瘤の硬さ，内部血流なし

- 頭部に好発する皮内皮下の角質嚢腫，上部の頭髪は疎になる．
- 嚢腫壁が毛包性角化を示し，厚く，充実性腫瘤の硬さである．
- 壁は周囲に対しては平滑．内腔側は魚の鱗のように波立って表皮嚢腫に比べて厚い．
- 周囲から中央に向かって大型・明澄化し，錯角化を経て無構造な好酸性角化物質となる．
- 高周波超音波検査機器（HRUS）：好塩基性細胞や石灰化の弱い部位は低エコー領域に，石灰化の強い部位は高エコー領域で，点状・巣状の高エコースポット．
- 腫瘍外郭は低エコー領域で周囲との境界明瞭．表皮嚢腫に比して厚い．
- 内側の境界は嚢腫壁細胞の肥厚を表す凹凸があり，波立つようになっている．
- 腫瘍内部は不均一な高エコー領域．点状の高エコースポットを認める．
- 嚢腫であるため，腫瘍内部に血流を認めない．
- 石灰化をきたすと音響陰影（acoustic shadow）を形成する．

■ 臨床像

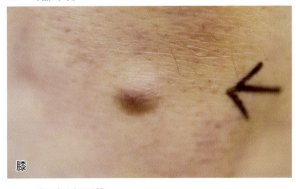

膝

- **臨床像のポイント**
  充実性腫瘤を思わせる硬さ．頭部に多く，疎毛になる．
  《鑑別診断》
  ・表皮嚢腫
  ・石灰化上皮腫
  ・神経線維腫
  ・脂肪腫

■ 超音波画像

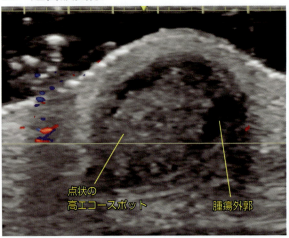

点状の高エコースポット　腫瘍外郭

- **外郭**
  周囲に対して境界明瞭，低エコー領域
  内側は波立つように凹凸がある．
- **内部**
  不均一な高エコー領域内に点状のより高エコースポット．

《各論》Ⅰ．皮下腫瘍－A．嚢腫病変

■ 病理組織による診断の裏付け

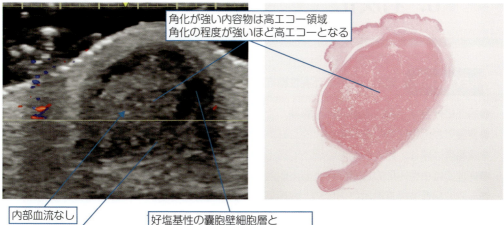

角化が強い内容物は高エコー領域
角化の程度が強いほど高エコーとなる

内部血流なし

内壁に凹凸を認める

好塩基性の嚢胞壁細胞層と
錯角化部位は低エコー領域になる

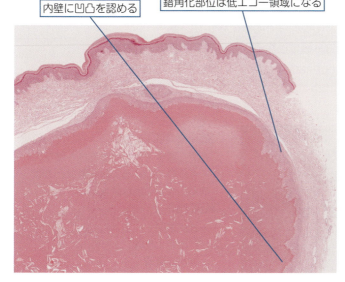

● **腫瘍内壁**
外毛根鞘嚢腫では粉瘤に比して嚢腫壁の凹凸が大きく，波立つように見える．

● **腫瘍内部**
石灰化上皮腫と異なり，外毛根鞘嚢腫では初期から内部の血流はない．

POINT◆ 病理との対比

《病理》
- 嚢腫壁の細胞は周囲から内側に向けて大型・明澄化し，錯角化を経て無構造な好酸性角化物質となる．
- 壁は周囲に対しては平滑．内腔側は魚の鱗のように波立って表皮嚢腫に比べて厚い．
- 石灰化上皮腫と比べて内部に血管などの構造物はない．

《超音波（高周波超音波検査機器：HRUS）》
- 腫瘍外郭は低エコー領域で周囲との境界明瞭．表皮嚢腫に比して厚い．
- 内側の境界は嚢腫壁細胞の肥厚を表す凹凸があり，波立つようになっている．
- 腫瘍内部は不均一な高エコー領域．点状の高エコースポットを認める．
- 嚢腫であるため，腫瘍内部に血流を認めない．
- 石灰化をきたすと音響陰影（acoustic shadow）を形成する．

3. 外毛根鞘嚢胞
b. 石灰化

KEYWORD 頭部，脱毛，充実性腫瘤の硬さ，内部血流なし，音響陰影あり

- 頭部に好発する皮内皮下の角質嚢腫，上部の頭髪は疎になる．
- 嚢腫壁が毛包性角化を示す．
- 嚢腫壁は厚く，充実性腫瘍の硬さである．
- 病理では小型円形の細胞から大型，明澄化し錯角化となる．時に石灰化もみられる．
- 高周波超音波検査機器(HRUS)：好塩基性細胞や石灰化の弱い部位は低エコー領域に，石灰化の強い部位は高エコー領域で，点状・巣状の高エコースポット．
- 腫瘍外郭は低エコー領域で周囲との境界明瞭で，類表皮腫と比して厚い．
- 内側の境界は凹凸があり，一部の境界は不明瞭になっている．
- 石灰化をきたした部位は高エコー領域となる．腫瘍内部に血流を認めない．
- 石灰化をきたすと音響陰影(acoustic shadow)を形成する．

■ 臨床像

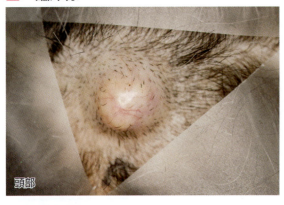

頭部

● 臨床像のポイント
充実性腫瘍を思わせる硬さ．頭部に多く，疎毛になる．脂肪腫などでは疎毛になることは少ない．
《鑑別診断》
・表皮嚢腫
・石灰化上皮腫
・神経線維腫
・脂肪腫

■ 超音波画像

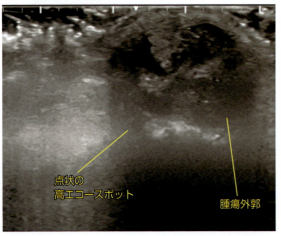

点状の高エコースポット　腫瘍外郭

● 外郭
嚢胞壁は凹凸があり，内腔への境界は不明瞭になっている部位がある．
● 内部
石灰化している部位は高エコーに，していない部位は類表皮腫同様低エコー領域になっている．

《各論》Ⅰ．皮下腫瘍-A．嚢腫病変

■ 病理組織による診断の裏付け

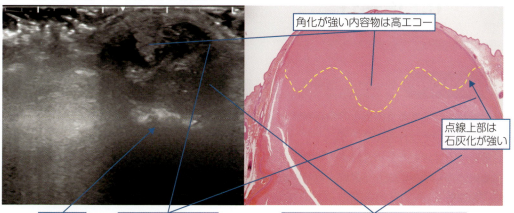

角化が強い内容物は高エコー

点線上部は石灰化が強い

音響陰影　内壁に凹凸を認める　石灰化していない部位は低エコー領域

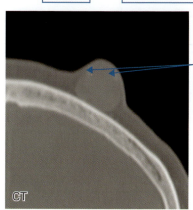

骨腫を疑う場合はCTが有用上部に石灰化を認める腫瘍の診断にはMRIが優れているが，骨腫との鑑別や石灰化，骨破壊を診断するにはCTが優れている

- ●音響陰影
  石灰化を伴う場合は音響エコーを形成.
- ●腫瘍内部
  石灰化上皮腫と異なり，外毛根鞘嚢腫では初期から内部の血流はない.

POINT◆ 病理との対比

《病理》
- ●嚢腫壁の細胞は周囲から内側に向けて大型・明澄化し，錯角化を経て無構造な好酸性角化物質となる.
- ●壁は周囲に対しては平滑．内腔側は魚の鱗のように波立って表皮嚢腫に比べて厚い.
- ●石灰化を伴う場合，初期から内部に血流を認めない.

《超音波（高周波超音波検査機器：HRUS）》
- ●腫瘍外郭は低エコー領域で周囲との境界明瞭で，類表皮腫と比して厚い.
- ●内側の境界は凹凸があり，一部の境界は不明瞭になっている.
- ●石灰化をきたした部位は高エコー領域となる．腫瘍内部に血流を認めない.
- ●石灰化をきたすと音響陰影（acoustic shadow）を形成する.

《他の画像検査》
- ●MRIが望ましいが，骨腫などとの鑑別のため，石灰化をとらえるにはCTがよい.

《各論》Ⅰ．皮下腫瘍−A．囊腫病変

3. 外毛根鞘囊胞
c. 増殖性

KEYWORD 軟らかい，増殖性，血管，囊腫状構造，壁と連続する内部構造

- 頭部に好発する皮内皮下の角質囊腫，上部の頭髪は疎になる．
- 囊腫壁が毛包性角化を示す．
- 囊腫壁は厚く，充実性腫瘍の硬さである．
- 周囲から中央に向かって好塩基性細胞，移行細胞，陰影細胞と石灰化が進む．時に骨化を伴う．
- 高周波超音波検査機器(HRUS)：好塩基性細胞や石灰化の弱い部位は低エコー領域に，石灰化の強い部位は高エコー領域で，点状・巣状の高エコースポット．
- 類表皮腫を思わせる囊腫様構造をとっている．
- カラードップラーでみると，成長過程の石灰化上皮腫と同様に，周囲の血流は増加し，表皮側から外壁を覆うように見える．
- 増殖傾向の強いものでは内部にも血流を認める．
- 石灰化した部位は点状の高エコースポットとなる．

■ 臨床像

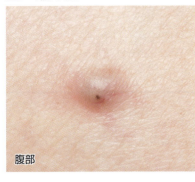
腹部

● 臨床像のポイント
　充実性腫瘍を思わせる硬さ．頭部に多く，疎毛になる．
《鑑別診断》
・表皮囊腫
・石灰化上皮腫
・神経線維腫
・毛包炎

■ 超音波画像

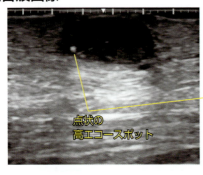
点状の高エコースポット

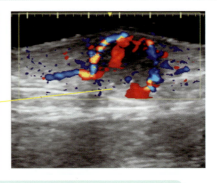

● 腫瘍
　囊腫様構造で類表皮腫に類似するが，内部に石灰化・血流を認める

■ 病理組織による診断の裏付け

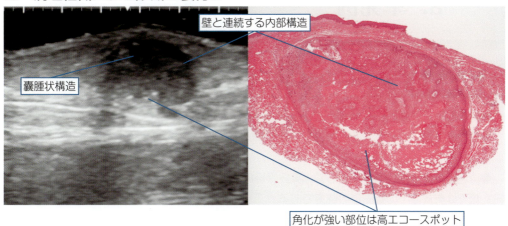

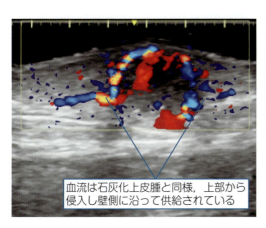

- **腫瘍内部**
  腫瘍壁から他よりもやや高エコーな領域が半島状に内部に広がる．
- **腫瘍血流**
  腫瘍周囲から腫瘍上部に供給された血流は壁に沿って内部に供給される．

POINT◆ 病理との対比

《病 理》
- 囊腫構造は保たれているが，内腔に向かって乳頭状の増殖がある．
- 時に，細胞異型，組織異型が現れて悪性変化をきたす．

《超音波（高周波超音波検査機器：HRUS）》
- 類表皮腫を思わせる囊腫様構造をとっている．
- カラードップラーでみると，成長過程の石灰化上皮腫と同様に，周囲の血流は増加し，表皮側から外壁を覆うように見える．
- 増殖傾向の強いものでは内部にも血流を認める．
- 石灰化した部位は点状の高エコースポットとなる．

《その他》
- 粉瘤や外毛根鞘囊腫を疑った場合でも，悪性化の可能性がある．術前の超音波検査の重要なポイントの一つである．

《各論》I．皮下腫瘍-A．嚢腫病変

4. 脂腺嚢腫
a. 単発例

KEYWORD 嚢腫状構造，内部は比較的均一な低エコー，壁に接して綿花状高エコー領域

- 頸部腋窩躯幹などに多発することが多い．
- 嚢腫壁は薄く，粉瘤や脂肪腫よりも軟らかい類円形の嚢腫．頭部に発生した時に疎毛にはならない．
- 病理組織では内容物が漏出して，真皮深層のひしゃげた構造となっているが，超音波検査では真皮直下の類円形の腫瘍である．
- 嚢腫壁に成熟した脂腺組織が存在する．
- 高周波超音波検査機器(HRUS)：好塩基性細胞や石灰化の弱い部位は低エコー領域に，石灰化の強い部位は高エコー領域で，点状・巣状の高エコースポット．
- 腫瘍壁は平滑で周囲に脂腺構造をしめす綿花状高エコーを伴っている．
- 内壁は平滑で，壁の胞原などによる凹凸はない．
- 内腔は一部にひしゃげた形態を認める．
- 腫瘍内部はほぼ均一で，粉瘤でみられる層状構造はない．
- 嚢腫であるため，腫瘍内部に血流を認めない．

■ 臨床像

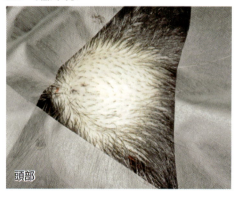

頭部

- **臨床像のポイント**
  粉瘤，軟らかい真皮由来の脂肪腫を思わせる．
  《鑑別診断》
  ・表皮嚢腫
  ・外毛根鞘嚢腫
  ・神経線維腫
  ・脂肪腫

■ 超音波画像

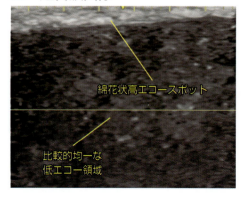

- **嚢腫構造**
  比較的均一で，周囲に比して低エコーな構造を呈する．
- **腫瘍壁**
  壁に付随している脂腺はHRUSでは綿花状の高エコー領域となる．

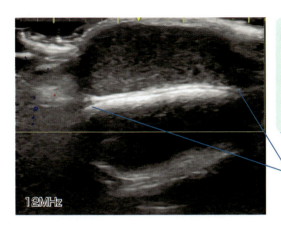

- 腫瘍壁
  腫瘍壁は平滑で腫瘍壁外側に高エコーを認める．
- 腫瘍内部
  腫瘍内部はほぼ均一で，内部に血流を認めない．粉瘤でみられる層状構造はない．

両側に病理で認めるひしゃげた形態

■ 病理組織による診断の裏付け

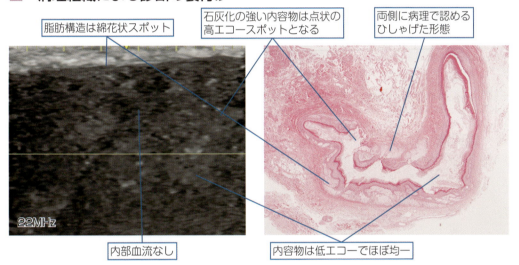

脂肪構造は綿花状スポット

石灰化の強い内容物は点状の高エコースポットとなる

両側に病理で認めるひしゃげた形態

内部血流なし

内容物は低エコーでほぼ均一

> **POINT◆ 病理との対比**
>
> 《病 理》
> - 腫瘍壁は内容物が流失したため，ひしゃげた形態になっている．
> - 壁外側には成熟した脂腺組織が付随している．
> - 内部構造はほぼ均一で粉瘤でみられる層状構造はない．
>
> 《超音波（高周波超音波検査機器：HRUS）》
> - 腫瘍壁は平滑で周囲に脂腺構造をしめす綿花状高エコーを伴っている．
> - 内壁は平滑で，壁の肥厚などによる凹凸はない．
> - 内腔は一部にひしゃげた形態を認める．
> - 腫瘍内部はほぼ均一で，粉瘤でみられる層状構造はない．
> - 嚢腫であるため，腫瘍内部に血流を認めない．

《各論》Ⅰ．皮下腫瘍-A．嚢腫病変

4．脂腺嚢腫
b．多発脂腺嚢腫

KEYWORD 多発，皮下嚢腫，目立たない，軟らかい，多発

- 頸部腋窩躯幹などに多発することが多い．
- 嚢腫壁が毛包性角化をしめし，層の厚い部位と薄い部位があり，一部は周囲の組織に管状に伸びている．
- 嚢腫壁には脂腺が付随している．
- 超音波検査：通常の超音波検査では類円形の境界が比較的明瞭な低エコー領域として描出される．
- 高周波超音波検査機器(HRUS)：
  ・腫瘍壁の境界は一部不明瞭で，壁の厚さに差がある．
  ・壁の一部は触手状に周囲の組織に及んでいる．
  ・壁の一部に脂腺と考えられる綿花状の高エコーを認める．
  ・内部は低エコー領域で，不均一．内部血流はない．

■ 臨床像

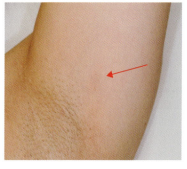

● 臨床像のポイント
目立たない，触れて初めてわかる軟らかい皮下腫瘍．
《鑑別診断》
・表皮嚢腫
・神経線維腫
・脂肪腫

■ 超音波画像

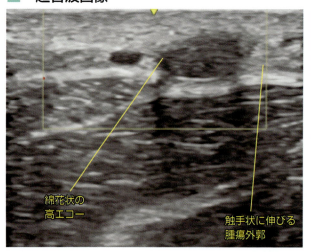

綿花状の高エコー

触手状に伸びる腫瘍外郭

● 外郭
周囲に対して触手状に低エコー領域が伸びている．
● 内部
不均一な低エコー領域で，内部に真皮と等エコーの不整形領域を播種状に混じている．

■ 病理組織による診断の裏付け

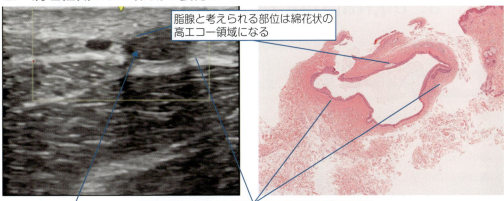

脂腺と考えられる部位は綿花状の高エコー領域になる

内部血流なし

壁には凹凸があり，触手状に周囲に伸びている，厚さも部位によって変化する

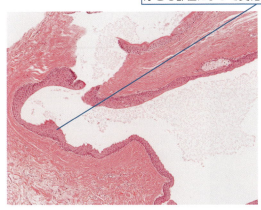

- ●腫瘍壁
  - ・腫瘍壁には脂腺を認め，超音波検査では綿花状の高エコー領域となっている．
  - ・嚢腫壁が周囲に管状に伸びる構造を示す所見として触手状に伸びる低エコー領域を認める．
- ●腫瘍内部
  - 脂腺分泌物を認め，超音波検査では不均一な低エコー領域となっている．

POINT◆ 病理との対比

《病　理》
- ●腫瘍壁は表皮に近い構造で，壁に脂腺が付随する．
- ●壁の一部では周囲に伸びる管状の構造を認める．

《超音波（12MHz）》
- ●通常の 12MHz 程度の超音波検査では粉瘤と同様の形態を示す．

《高周波超音波検査機器：HRUS》
- ●腫瘍壁は周囲より低エコーで，内部より高エコー．周囲との境界は一部不明瞭．
- ●壁は部位により厚さに差があり，一部は触手状に周囲の組織に伸びている．
- ●壁の一部に雲状の高エコー領域があり，脂腺を表していると考える．
- ●内部は不均一な低エコー領域で，内部に真皮と等エコーの不整形領域が播種状に広がっている．
- ●嚢腫であるため，腫瘍内部に血流を認めない．

《各論》I．皮下腫瘍-A．嚢腫病変

5. 粘液嚢腫
a. digital mucous cyst (myxoma type)

KEYWORD 手指末節，ゼリー状，嚢胞性腫瘤，内部，均一な低エコー，壁高エコー

- 半球状に隆起した半透明の腫瘤．
- 通常単発で，穿刺によりゼラチン状物質の排出を見る．
- 手指に好発し，自壊再発を繰り返すことが多い．
- 真皮の中下層に紡錘形ないし星芒状の核を持った細胞が散在し，粘液の貯留を思わせる明るい細胞間が見られる．
- 進展したものでは嚢腫構造を持つ．
- 超音波検査：境界明瞭．関節包・爪母などから連続することが多い．内部はほぼ均一な低エコー領域．一部の腫瘤で高エコースポットを認める．

■ 臨床像

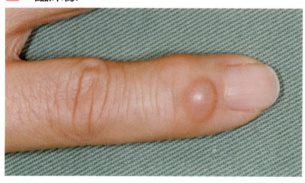

● 臨床像のポイント
表面平滑で透明感のある半球状の腫瘤．
《鑑別診断》
・ガングリオン
・粉瘤
・線維腫

■ 超音波画像

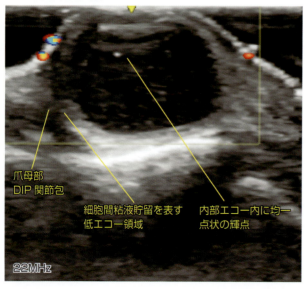

● 外郭
壁は境界明瞭な高エコー領域．爪母・DIP関節包に接する．
● 内部
均一な低エコー領域内部に血流なし．一部に点状の輝点を認める．

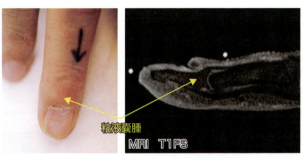

> ● 真皮発生例
> myxomatous type
> 爪を上から圧迫し，爪の陥凹の原因となる．

後爪郭内に囊腫を形成している　真皮発生の粘液囊腫

■ 病理組織による診断の裏付け

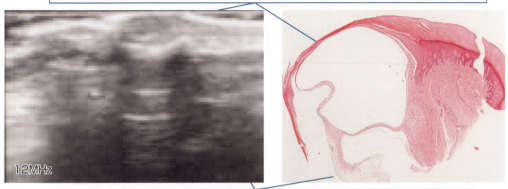

囊胞壁は線維性成分でできているため境界明瞭で，高エコーな帯状の構造として表わされる

紡錘形ないし星芒状の核を持った細胞が散在する粘液貯留を思わせる明るい細胞間は超音波では囊腫に付随する低エコー領域として反映される

|| POINT◆ 病理との対比 ||

《病　理》
- myxomatous type：線維芽細胞のヒアルロン酸過剰産生による．
- 真皮の中下層に紡錘形ないし星芒状の核を持った細胞が散在し，粘液の貯留を思わせる明るい細胞間が見られる．進展したものでは囊腫構造を持つ．

《超音波(12MHz)》
- 囊腫壁は線維成分でできているため，境界明瞭で高エコーの帯状構造として表され内部は均一．
- 壁に付随して粘液貯留を表す低エコー領域あり．

《高周波超音波検査機器(HRUS)》
- 外部に対しても，囊腫内に対しても境界明瞭な囊腫状構造．内部は均一な低エコー領域で，わずかに輝点を認める．内部に血流を認めない．

《各論》Ⅰ．皮下腫瘍-A．囊腫病変

5. 粘液囊腫
b. ガングリオン（関節包と連続するタイプ）

KEYWORD　下床に癒合，囊胞性腫瘤，関節包と交通，内部ゼラチン状

- 女性の手部，手背や手関節部に多い．
- 深部にあるものでは下床に癒合する圧痛，自発痛のある皮下結節．
- 大きくなったり，小さくなったりと経時的変化がある．
- 穿刺により，内部からゼラチン状物質の排出を見る．
- 病理：一層の扁平な細胞で覆われた囊胞状構造．囊腫壁は線維性組織からなっている．
- 超音波検査：囊腫状構造．内部に血流を認めない．内部はほぼ均一な低エコー領域．わずかに点状の輝点を認める場合がある．関節包との連続性を認める．

■ 臨床像

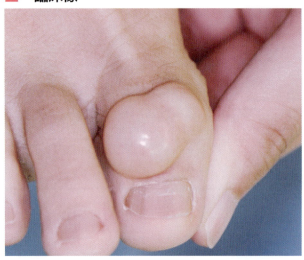

- **臨床像のポイント**
  弾性軟で常色からやや青味を帯びた下床と癒着する皮下腫瘍．
  《鑑別診断》
  ・粘液囊腫
  ・粉瘤
  ・脂肪腫
  ・巨細胞腫

■ 超音波画像

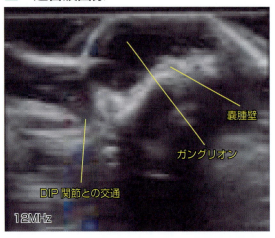

- **囊腫壁**
  硬い線維成分で形成されているため境界明瞭な帯状の高エコーを呈する．
- **囊腫様構造**
  内部は均一な低エコー領域で，血流を認めない．
- **関節部と近接している**
  関節包との交通を認める．

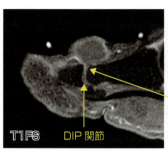
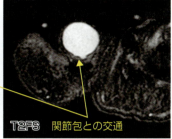

MRI：
- T1FS（左）
  内部は low に，皮膜は high density に描出される．
- T2FS（右）
  全体が high density に描出される．

関節包との交通を認める

■ 病理組織による診断の裏付け

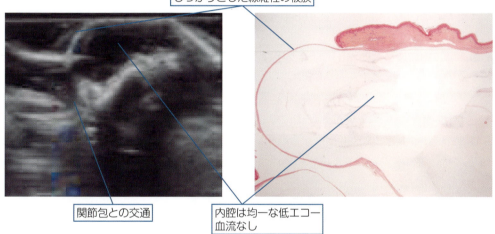

POINT ◆ 病理との対比

《病　理》
- 紡錘形の核を持つ線維組織に裏打ちされた嚢腫状構造．
- 関節包と連続している場合，手術時にその部位を処理する必要がある．

《超音波（12MHz）》
- 周囲との境界明瞭な嚢腫状構造．
- 嚢腫内部は均一な低エコー領域で，血流を認めない．

《高周波超音波検査機器（HRUS）》
- 内部が均一な低エコー領域の嚢腫，一部に点状の輝点を認める．
- 隣接する関節包との交通を認める．

《その他》
- 関節に交通するタイプでは逆行性感染をきたし化膿性関節炎をきたす場合があり，注意が必要である．

《各論》Ⅰ．皮下腫瘍-A．嚢腫病変

6．デルモイド腫瘍

KEYWORD 頭頸部(特に眼囲)皮下に強く癒合する皮下結節，内部に毛髪，線状高エコー

- 生下時より存在するが，数ヵ月して顔がやせて気づくことも多い．
- 皮下深部にあるため，その硬さから粉瘤や脂肪腫と誤診されることが多い．
- 頭蓋骨の縫合線上，眼囲に多く，強く皮下に癒合する場合が多い．
- 壁はほぼ正常表皮と同様の構造を有し，付属器ごとに脂腺を伴う嚢腫．内腔に毛，角質，脂質などをいれる．
- 超音波検査：境界はやや明瞭．周囲に雲状の高エコー領域を伴っている．腫瘍は真皮，皮下組織ではなく，筋膜下に存在する．内部は低エコーだが，不均一で毛を表す線状の高エコーなどを認める．
- 高周波超音波検査機器(HRUS)：毛などをとらえやすいが，深部にあるため，観察領域が限られる．

■ 臨床像

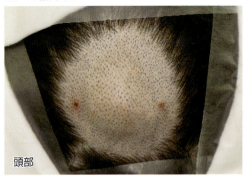

頭部

● 臨床像のポイント
　充実性腫瘍を思わせる硬さ．頭部に多く，疎毛になる．
《鑑別診断》
　・粉瘤
　・脂肪腫
　・血管腫

■ 超音波画像

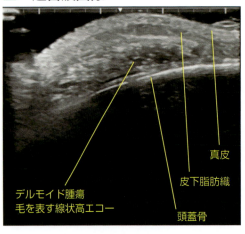

デルモイド腫瘍
毛を表す線状高エコー
頭蓋骨
皮下脂肪織
真皮

● 外郭
　周囲に対して境界明瞭，低エコー領域
　内側は波立つように凹凸がある．
● 内部
　不均一な高エコー領域内に点状のより高エコーなスポット．

《各論》Ⅰ. 皮下腫瘍-A. 嚢腫病変

■ 病理組織による診断の裏付け

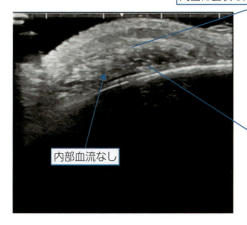

周囲に脂腺が付随している．
周囲に雲状の高エコー領域を認める

内部血流なし

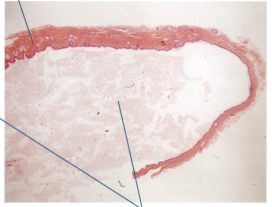

内部に毛髪を認める．
超音波では線状の高エコーとなる

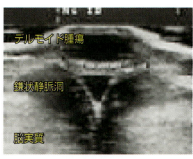

デルモイド腫瘍
鎌状静脈洞
脳実質

同患者の大泉門閉鎖前の画像
超音波検査：腫瘍直下に鎌状静脈洞と脳実質，CT：大泉門が閉鎖していないのが分かる

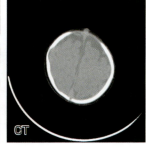

CT

- ●腫瘍内壁
  外毛根鞘嚢腫では粉瘤に比して嚢腫壁の凹凸が大きく，波立つように見える．
- ●腫瘍内部
  石灰化上皮腫と異なり，外毛根鞘嚢腫では初期から内部の血流はない．

POINT◆ 病理との対比

《病　理》
- ●嚢腫壁は脂腺を付随した表皮細胞からなる．
- ●内部には角質，脂質，毛髪などを入れる．
- ●腫瘍は真皮・皮下組織内ではなく，筋膜下にある．

《超音波（高周波超音波検査機器：HRUS）》
- ●腫瘍壁は低エコーにサンドされた高エコー，内部は不均一な低エコー領域となる．
- ●腫瘍壁には脂腺と考えられる雲状の高エコー領域を認める．
- ●内部には毛を表す線状の高エコーと認める．

《その他の画像検査（CT，MRI）》
- ●骨の状況を見るためにはCTが有用だが，脳腫瘍発生などの問題があり，小児には使用すべきではない．
- ●術前にMRIと超音波検査で下床の状況を確認してから手術を決定する．

《各論》Ⅰ．皮下腫瘍-A．嚢腫病変

7. 毛巣洞(pilonidal cyst)
a. 臀部

KEYWORD 臀部，毛深い人に多い，瘻孔をともなう皮膚に癒合する結節

- 思春期から成人期に生じる．男性，肥満型で毛深い人に多い．
- 皮膚に癒合する紡錘形または索状の硬結で，炎症を伴うことが多い．
- 複数の瘻孔や坐骨におよぶ深いもの，毛巣洞と鑑別が必要な痔瘻などがあるため，手術前にMRIなどによる検討が必要．
- 真皮内に瘻孔あり．瘻孔壁は扁平上皮．内腔には角質，毛などを入れる．
- 超音波検査：境界は不明瞭．内部エコーは低エコー領域で血流増加．毛を表す線状の高エコーあり．仙骨・尾骨との関係に注意．
- 高周波超音波検査機器(HRUS)：境界不明瞭な低エコー領域．毛を表す線状の高エコーあり．

■ 臨床像

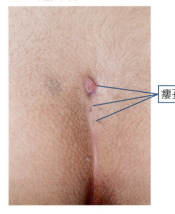

瘻孔

●臨床像のポイント
皮膚に癒合する紡錘形または索状の硬結．瘻孔を認める．
《鑑別診断》
・粉瘤
・フルンケル
・臀部慢性膿皮症
・痔瘻

■ 超音波画像

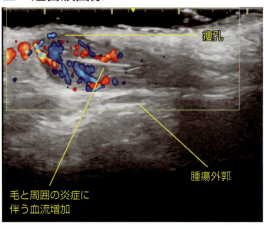

瘻孔
腫瘍外郭
毛と周囲の炎症に伴う血流増加

● 外郭
周囲は境界が不明瞭な部分が多く，一部では瘢痕，線維化に伴う高エコーで帯状の領域と認める．
● 内部
膿瘍，肉芽組織を表す低エコー領域内に毛を示す線状の高エコーを数本認める．内部の血流は増加している．

《各論》I. 皮下腫瘍-A. 嚢腫病変

■ 病理組織による診断の裏付け

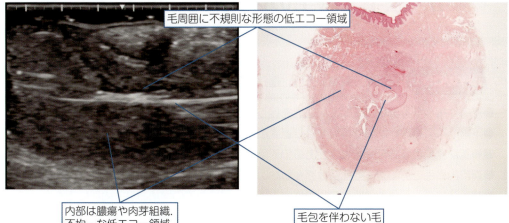

毛周囲に不規則な形態の低エコー領域

内部は膿瘍や肉芽組織．不均一な低エコー領域

毛包を伴わない毛

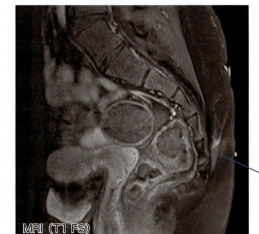

MRI (T1 FS)

● 腫瘍壁
　慢性化した状態では一部の周囲を線維化した組織が包んでいる．
● 腫瘍進展
　臀部では仙骨，尾骨に沿って，肛門管に至る症例もあり，MRIで進展を確認する必要がある．

炎症が尾骨骨膜におよんでいる

POINT◆ 病理との対比

《病理》
- 内部に毛包を伴わない毛の組織を入れる膿瘍または異物肉芽組織．
- 明らかな壁はなく，肉芽組織や線維化で覆われている．
- 毛の周囲の一部では表皮構造を認める．

《超音波（高周波超音波検査機器：HRUS）》
- 毛巣洞全体は内部に線状の高エコー．血流は豊富で不均一な低エコー領域．
- 明らかな壁構造はないが，一部に瘢痕線維化による高エコー領域を認める．
- 毛周囲の表皮構造を伴う部位は線状の低エコー領域になる．

《その他の画像検査》
- 深部への伸展，肛門管との関係を確認するためにはMRIが必要である．
- 手術時は超音波検査下で色素を注入して手術を行うと取り残しがない．

《各論》Ⅰ．皮下腫瘍-A．囊腫病変

7. 毛巣洞
b. 陰毛・腋毛の迷入

> **KEYWORD**　鼠径部・腋窩に多い，瘻孔を伴い索状硬結を触れる，女性に多い
>
> ● 皮膚に癒合する索状の硬結で，膿瘍を伴うことが多い．
> ● 下着や毛の処理が原因で再発を繰り返すことがある．
> ● 瘻孔が膿瘍と離れている場合があるので手術時に注意．
> ● 真皮内に毛を認める．瘻孔壁は存在しない場合が多い．
> ● 超音波検査：不整形の低エコー領域，内部・周囲に血流の増加あり，内部に毛を表す線状の高エコー領域あり．
> ● 高周波超音波検査機器(HRUS)：
> 　・通常の超音波検査と同様の結果．
> 　・手術時に境界を決める際に有効．
> 　・深部に毛がある場合は，発見できないことがある．

■ 臨床像

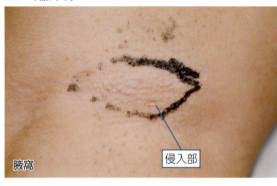

● 臨床像のポイント
　皮膚に癒着する紡錘形または索状の硬結．
　炎症を伴うことが多い．
《鑑別診断》
　・炎症性粉瘤
　・フルンケル
　・臀部慢性膿皮症
　・急性汗腺炎

■ 超音波画像

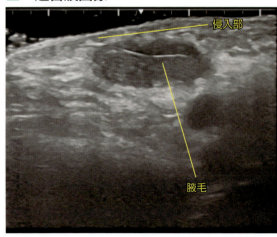

● 外郭
　・炎症組織のため周囲に対して境界不明瞭，低エコー領域．
　・内側は波立つように凹凸がある．
● 内部
　・内部は膿瘍，肉芽組織を表す不均一な低エコー領域．血流の増加を伴っている．
　・毛を示す線状の高エコーあり．

44

《各論》Ⅰ．皮下腫瘍-A．嚢腫病変

■ **病理組織による診断の裏付け**

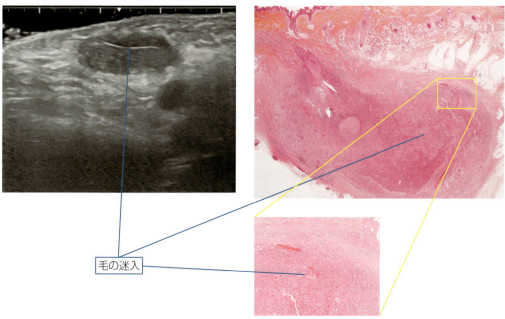

毛の迷入

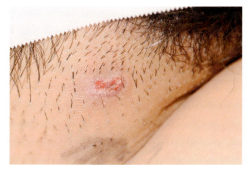

鼠径部の陰毛の迷入　再発を繰り返す粉瘤とされていた．
毛の処理と下着を替えることで再発なし．

- ●鼠径部の毛の迷入
  ・下着や水着の硬い折り返しに押されて迷入．下着の変更や毛の処理で予防可能となるので，炎症性粉瘤との鑑別が重要．
- ●腋窩
  肥満や思春期の女子に多い．脱毛やこまめな処理で予防できる．化膿性汗腺炎との鑑別が重要．

POINT◆ 病理との対比

《病理》
- ●侵入部以外は嚢腫壁が明らかではなく，膿瘍形成を伴うことが多い．
- ●嚢腫内部には異物肉芽腫反応を伴っている．

《超音波（高周波超音波検査機器：HRUS）》
- ●皮下に低エコー領域を認める．内部に毛を表す線状の高エコー領域あり．
- ●嚢胞性疾患というよりは膿瘍に近いため，内部および周囲の血流は増加している．境界には炎症のため凹凸があり，一部は境界が不明瞭になる．

《その他》
- ●組織を含め繰り返す炎症性粉瘤で，化膿性汗腺炎と診断されることが多い．
- ●診断を確定できれば予防は可能であり，超音波による診断は重要である．

《各論》Ⅰ．皮下腫瘍-A．囊腫病変

8. 筋膜下血腫，筋膜上血腫

> **KEYWORD** 四肢に多い．下床に癒合する皮下腫瘤，初期に痛み・圧痛あり
>
> ● 中高年の四肢に多く，外傷を伴わず，初期に強い痛み・圧痛．
> ● 皮下に癒合し，初期により硬く触れる．紫斑は明らかではない．
> ● 1ヵ月程度で縮小してくるので，縮小していれば経過観察．
> ● 超音波検査：皮下脂肪織の下，筋膜下に不整形の低エコー領域．カラードップラーで内部に出血点となった拍動を認める．
> ● 高周波超音波検査機器(HRUS)：好塩基性細胞や石灰化の弱い部位は低エコー領域に，石灰化の強い部位は高エコー領域で，点状・巣状の高エコースポット．

■ 臨床像：筋膜下血腫

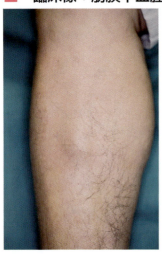

● 臨床像のポイント
・皮下に癒合するうずら卵大～鶏卵大または硬結．
・発症時に強い痛みを伴うことが多い．
・下腿病変では数日後に足関節部に紫斑を認める．
《鑑別診断》
・炎症性粉瘤
・結節性筋膜炎
・脂肪腫
・血管腫

■ 超音波画像

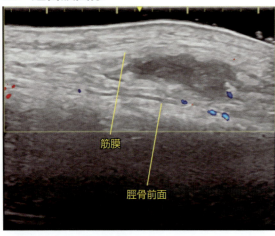

● 外郭
筋膜下に境界不明瞭で不整形の低エコー領域を認める．
● 内部
低エコー領域で出血点となる動脈性拍動を内部に認める．

《各論》Ⅰ．皮下腫瘍-A．囊腫病変

■ 臨床像および超音波画像：筋膜上血腫

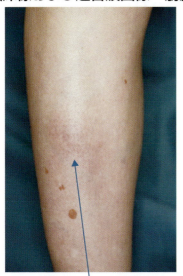

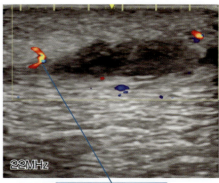

- 筋膜上血腫ではわずかに紅斑を認める．
- 超音波検査では筋膜上から脂肪織内に境界不明瞭な低エコー領域．

わずかに紅斑あり

出血の原因となる血管

22MHz

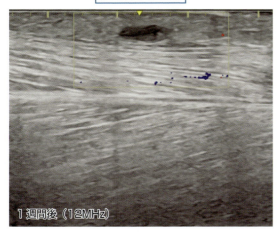

1週間後（12MHz）

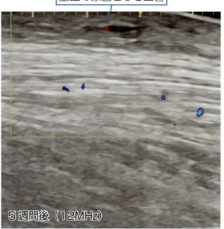

5週間後（12MHz）

POINT ◆ 臨床所見の特徴と超音波検査

《臨床》
- 高齢者では外傷の既往がなく，四肢に紫斑を伴わない硬結を認める場合がある．
- 初期に痛みがあり，非常に硬い腫瘤に突然気づいて皮膚科を受診する．
- 急激な発症で，皮下に癒合する結節を見たときに鑑別に入れる必要がある．

《超音波（高周波超音波検査機器：HRUS）》
- 筋膜上，または筋膜下に境界が不正な低エコー領域を認める．
- カラードップラーで内部または接する形で拍動性の血流を認める．

《その他》
- 診断のためには穿刺または切開で血腫を証明する．しかし，減圧による再出血や伴走する神経の障害などの合併症があり，軽快傾向にあれば，経過観察が望ましい．
- 原因は後頁で述べる末梢の動脈瘤や穿通枝が筋膜に出る部位の障害と考える．

《各論》I. 皮下腫瘍-A. 嚢腫病変

9. 血管腫
a. venous malformation（単房性）

KEYWORD 四肢に多い，下床に癒合する皮下腫瘤，初期に痛み・圧痛あり

- 血管奇形の中で最も頻度が高い．
- 表在性病変では青紫色．深部病変では正常色である．
- 弾性軟で挙上や圧迫で縮小し，下垂や圧迫解除で再腫脹．血液流出路の狭い病変では硬く圧縮変化は見られないことがある．
- 血管壁は比較的厚いものが多い．平滑筋細胞の欠損している部位がある．内腔は不整形，時に血栓を形成する．
- 超音波検査：境界明瞭な嚢腫構造，外郭は高エコーでやや厚い．内部は均一で，すりガラスの低エコー領域．
- 粉瘤との鑑別が重要．特に，圧迫しても縮小しないタイプでは血流も少なく，より厳密な観察が必要．

■ 臨床像

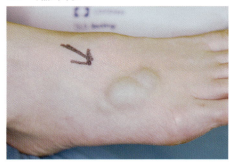

- 臨床像のポイント
  - 皮膚に癒合する紡錘形または索状の硬結．
  - 炎症を伴うことが多い．
- 《鑑別診断》
  - 粉瘤
  - 静脈瘤
  - ガングリオン
  - 血管平滑筋腫

■ 超音波画像

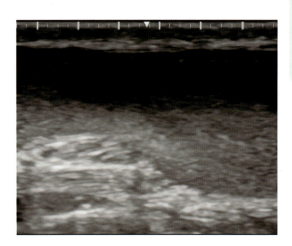

- 内部：
  - ほぼ均一なすりガラス状の低エコー領域．
  - venous malformationでは血流が少なく，血管腫として認識しがたいことに注意．

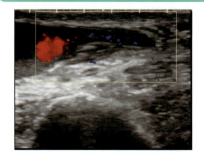

■ 病理組織による診断の裏付け

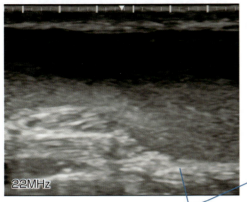

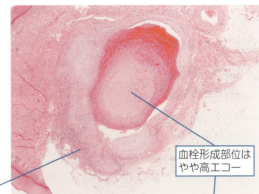

壁は高エコーで厚い

血栓形成部位はやや高エコー

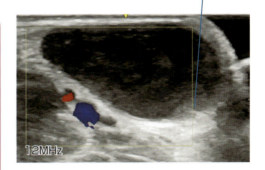

- ●腫瘍外郭
  周囲に対して境界明瞭，高エコー領域，壁としてはやや厚い．
- ●腫瘍内部
  ・腫瘍内部はすりガラス状の低エコー領域．
  ・類表皮腫と違い，瘻孔や層状構造はない．
  ・圧迫してもつぶれない流出路の狭い venous malformation では血流をとらえることが難しい

POINT◆ 病理との対比

《病理》
- ●血管壁は薄く平滑筋細胞の欠損している部分がみられる．
- ●内腔は不規則な形態で，血栓を形成するとコラーゲン沈着，静脈石形成をきたす．

《超音波（高周波超音波検査機器：HRUS）》
- ●腫瘍外郭は高エコーで，表皮嚢腫に比して厚い．
- ●内部は均一な低エコー領域で，すりガラス状に見える．
- ●内部に血栓や静脈石がある場合は高エコー領域としてとらえられる．
- ●血液流出路が細い腫瘍では血流量が少なく，とらえにくい．
- ●内部の血流をとらえにくい，venous malformation をガングリオンと考え，穿刺してしまったり粉瘤と考えて手術し，大量の出血をみたりすることがあるので，注意が必要である．

9. 血管腫
b. venous malformation(多房性, 海綿状)

KEYWORD　常色から青紫色, 蜂巣状構造, すりガラス状の低エコー領域

- ISSVA(international society for the study of vascular anomalies)分類では血管腫は乳児血管腫, 静脈奇形, 動静脈奇形, 毛細血管奇形, リンパ管奇形に分類される.
- 静脈奇形は最も多く, 表在性病変では青紫色, 深部病変では常色を呈する.
- 弾性軟で挙上や圧迫で縮小し, 下垂や圧迫解除で再腫脹. 血液流出路の狭い病変では硬く圧縮変化の見られないことがある.
- 血管壁は薄く, 平滑筋細胞の欠損している部位がある. 内腔は不規則で, 時に血栓.
- 超音波検査：境界は比較的明瞭な蜂巣状構造, 隔壁は高エコー. 隔壁内部は均一で, すりガラス状の低エコー領域.

■ 臨床像

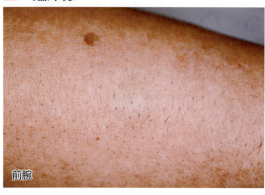

●臨床像のポイント
　常色または青黒色の比較的硬い結節
《鑑別診断》
・粉瘤
・脂肪腫
・ガングリオン
・血管平滑筋腫

■ 超音波画像

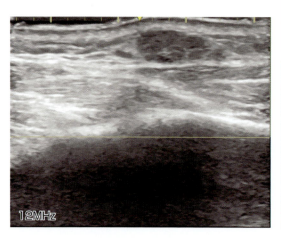

●内部
・蜂巣状の低エコー領域.
・血流が少なく, 血管腫として認識しがたいことに注意.

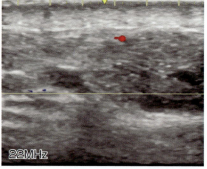

《各論》Ⅰ. 皮下腫瘍-A. 囊腫病変

■ 病理組織による診断の裏付け

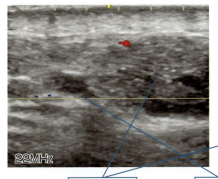
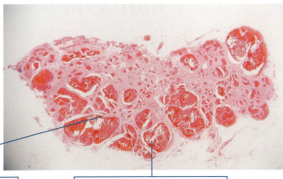

蜂巣状の隔壁　　流入血管　　血管内腔は均一な低エコー領域

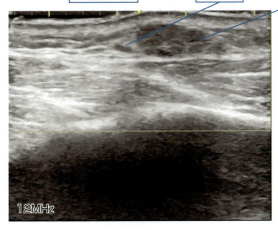

●腫瘍外郭
　外部との境界は比較的明瞭.
●腫瘍内部
　蜂巣状構造.（隔壁は高エコー. 内部は均一ですりガラス状の低エコー領域）.
●流入血管・流出血管
　手術前に確認すると出血を抑えられる.

POINT◆ 病理との対比

《病　理》
- 血管壁は薄く平滑筋細胞の欠損している部分がみられる.
- 内腔は不規則な形態で，血栓を形成するとコラーゲン沈着，静脈石形成をきたす.

《超音波(高周波超音波検査機器：HRUS)》
- 腫瘍外郭は高エコーだが，薄く，分かりにくい.
- 内部は低エコーで，蜂巣状構造.
- 隔壁は薄く高エコー.
- 内部はすりガラス状で均一.
- 手術前に流入血管と流出血管を確認しておくと手術時の出血を抑えることができる.

《各論》I．皮下腫瘍-A．嚢腫病変

9. 血管腫
c. venous lake

KEYWORD 50歳以上，口唇，顔面，軟らかい紫色結節，多胞性嚢腫構造

- 中高年者の口唇，顔面，頸部に多い．
- 紫色のやや盛り上がる軟らかい結節．
- 扁平化した内皮細胞をもつ拡張した毛細血管，小静脈の集簇．
- 超音波検査：比較的境界明瞭な多数の嚢胞が集簇している．
- 嚢腫壁は高エコーで，内部は均一なすりガラス状の低エコー領域．
- 嚢腫内の血流はほとんどないが，周囲の血流は増加していることが多い．
- 繰り返す外傷による瘢痕組織や血栓を伴う場合がある．

■ 臨床像

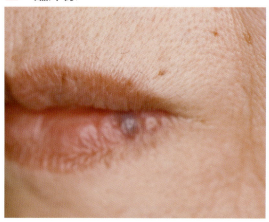

- 臨床像のポイント
  - 紫色の軟らかいドーム状結節．
  - 《鑑別診断》
    - ・血管腫
    - ・生理的色素沈着
    - ・色素性母斑
    - ・悪性黒色腫

■ 超音波画像

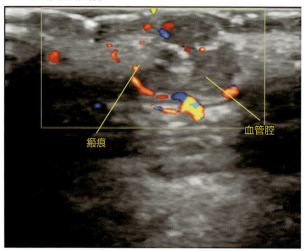

瘢痕　血管腔

- 外郭
  - ・周囲に対して境界明瞭，壁構造は分かりにくい部位もある．
  - ・全体として桑の実状の形態，周囲の血流増加を認める症例が多い．
- 内部
  - すりガラス状の均一な多数の嚢腫状構造を形成する低エコー領域．内部の血流は明らかではない．

■ 病理組織による診断の裏付け

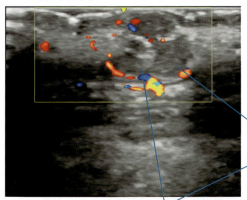
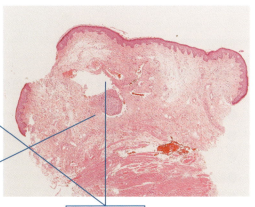

瘢痕，器質化した血栓　　　拡張した血管腔

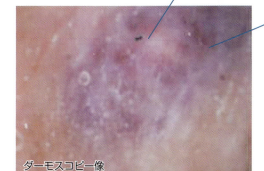

ダーモスコピー像

- ●腫瘍壁
  線状の高エコーで一部分かりにくい部位がある．全体として桑の実状．
- ●腫瘍内部
  ・多数の囊腫様構造．内部は均一ですりガラス状．
  ・血栓や瘢痕化した部位は高エコーを示す．

POINT◆ 病理との対比

《病　理》
- ●扁平化した内皮細胞をもつ拡張した毛細血管，小静脈が真皮上層から中層に集簇している．
- ●内部には血液が充満し，時に血栓や器質化，瘢痕を認める．

《超音波（高周波超音波検査機器：HRUS）》
- ●境界比較的明瞭な多数の囊腫状構造の集簇を認める．
- ●囊腫壁は高エコーで，内部はすりガラス状の低エコー領域である．
- ●囊胞内部に血流の増加を認めないが，周囲の血流は増加している場合が多い．
- ●血流が比較的速いリンパ管奇形，毛細血管奇形と鑑別する必要がある．

《各論》Ⅰ．皮下腫瘍-A．囊腫病変

10．動脈瘤

> **KEYWORD** 痛みを伴う皮下腫瘤，拍動あり，動脈と連続する腫瘤
>
> ● 誤って安易に切開しないことが重要．
> ● 中高年のいずれの部位にもできる．自発痛，拍動痛がある．
> ● 皮下に癒合し，急激に大きくなり，その後に縮小する．
> ● 紡錘形動脈瘤と囊状動脈瘤がある．
> ● 超音波検査：血管に連続する不均一な低エコー領域．血栓形成では高エコー領域となり，血栓後の肉芽組織では低エコー領域となる．
> ● 手術時には流入路，流出路の同定が重要になる．

■ **臨床像（紡錘形動脈瘤）**

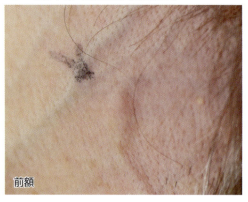
前額

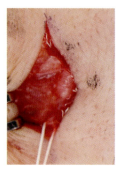

● **臨床像のポイント**
皮下に癒合する球状または索状の硬結．
《鑑別診断》
・粉瘤
・血管平滑筋腫など
・側頭動脈炎

■ **超音波画像（紡錘形動脈瘤）**

● 外郭
　壁の境界は明瞭で，厚く，周囲に比して低エコー．
● 内部
　・不均一な低エコー，動脈に連続し，棒状に拡張している．
　・血流は拍動性だが，途切れている部位がある．

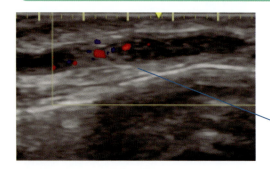
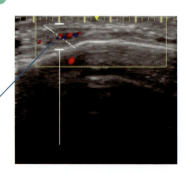
動脈瘤

《各論》Ⅰ．皮下腫瘍-A．嚢腫病変

■ 病理組織と超音波検査（嚢状動脈瘤）

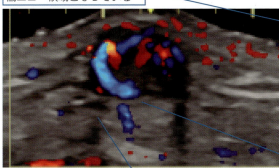
内部は血栓症後の肉芽組織で低エコー領域となっている

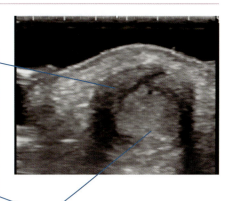

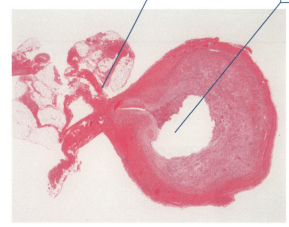
罹患動脈

中央部は高エコー領域で血栓があったと考える

- ●腫瘤壁
  動脈に接する境界明瞭な低エコー領域．
- ●腫瘤内部
  本症例では中央に器質化した血栓があるため，高エコー領域となっている．血流は周囲を流れている．

POINT◆ 病理との対比

《病　理》
- ●壁が太くなる紡錘形動脈瘤と外部に瘤のように突出する嚢状動脈瘤がある．
- ●内弾性板は保たれている．
- ●瘤内部には血栓や器質化を認める．

《超音波（高周波超音波検査機器：HRUS）》
- ●動脈に連続する低エコー領域．動脈に連続して太くなる紡錘形動脈瘤と接する嚢状動脈瘤がある．
- ●壁は周囲に比して低エコー領域となる．
- ●内部は低エコー領域だが，血栓や器質化を生じると不均一な高エコー領域となる．
- ●内部は血栓などがあることが多く，血流は多くない．
- ●壁に接する内部に血流を伴うことが多く，ドップラーでみると拍動性となる．

《その他》
- ●稀ではあるが，ときどき見かける腫瘤である．自発痛があり，急激に増大した経緯がある場合は念頭に置くべき疾患である．

《各論》Ⅰ．皮下腫瘍-B．充実性病変

1．脂肪腫
a．真皮・皮下脂肪織発生

KEYWORD 常色で皮膚に癒合する軟部腫瘍，頭部・背部に多い

- 常色で，硬さは様々．比較的早期に気がつくことが多い．
- 真皮発生の脂肪腫は皮膚と癒合し，下床と可動性がある．
- 皮下脂肪織発生の脂肪腫は皮膚・下床とも可動性がある．
- 超音波検査：真皮から直接下方に拡大する低エコー領域．
  脂肪隔壁の線維を平行にとらえる．
- MRI：T1，T2画像とも脂肪組織と同信号．
  ・真皮から皮下脂肪織を介さずに直接脂肪織が拡大する．
  ・脂肪の隔壁は明らかでないものもある．

■ 臨床像

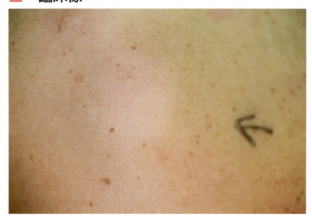

● 臨床像のポイント
皮膚に癒合する常色の皮下結節．硬さは様々．
《鑑別診断》
・粉瘤
・血管腫
・血管脂肪腫

■ 超音波画像

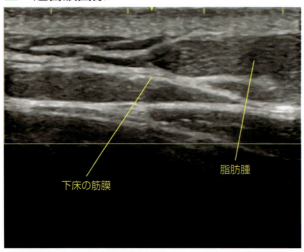

● 外郭
通常の脂肪隔壁と変わらない厚さの組織．
間に皮下脂肪を介さない．
● 内部
・皮下脂肪と同程度の低エコー領域．
・血流量の増加はない．
・内部は横線状の高エコーを認める．

《各論》I. 皮下腫瘍-B. 充実性病変

■ 病理組織による診断の裏付け

脂肪腫は真皮から台形状に広がっている
角化の程度が強いほど高エコー

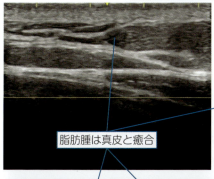
脂肪腫は真皮と癒合

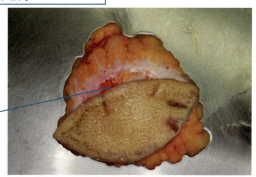

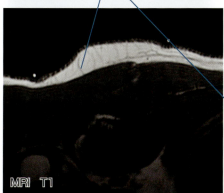
MRI T1

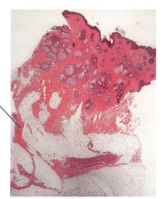

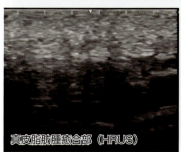
真皮脂肪腫癒合部（HRUS）

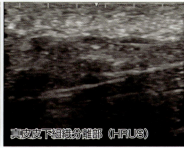
真皮皮下組織分離部（HRUS）

● HRUS
・癒合部では真皮下層と脂肪腫の境界が不明瞭になっている．
・分離部は境界が明瞭になっている．

| POINT◆ 病理との対比 |

《病　理》
　● 真皮発生では真皮から皮下組織が脂肪腫の細胞に置き換わっている．
　● 皮下脂肪織発生では筋膜下脂肪腫と同様．

《超音波（12MHz）》
　● 真皮と脂肪腫が連続し，下方に台形状に拡大している．

《高周波超音波検査機器（HRUS）》
　● 脂肪腫癒合部は脂肪腫と真皮の境界が不明瞭になっている．
　● 真皮と脂肪腫が癒合している部位は周囲に局所麻酔をするとより明瞭になる．
　● 取り残すと再発する場合があり，注意が必要．

《各論》Ⅰ．皮下腫瘍-B．充実性病変

1．脂肪腫
b．筋膜下，筋肉内

> **KEYWORD**　常色で下床に癒合する腫瘤，頭部・背部に多い
>
> ● 常色で，硬さは様々，痛みなどの自覚症状がない．
> ● 筋肉内や背部の筋膜下脂肪腫は目立たないため大きくなって気づく．
> ● 皮膚と可動性を有し，皮下と癒合する．
> ● 超音波検査：表皮真皮・皮下組織の下，筋肉組織の上に見られる．
>   筋膜下に紡錘形の形態で，低エコー領域の腫瘤，血流増加はない．
> ● MRI：T1，T2画像とも脂肪組織と同信号．
>   ・筋膜下，筋肉間では紡錘形，筋肉内では円形に近い不整形．
>   ・脂肪肉腫と線維肉腫との鑑別にはT2/STIR(Short T1 inersion recover)や脂肪抑制での造影剤の取り込みが重要．

■ 臨床像

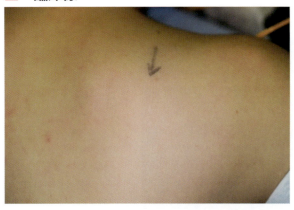

● 臨床像のポイント
皮下に癒合する軟らかい結節．
《鑑別診断》
・巨大粉瘤
・血管腫
・結節性筋膜炎
・線維腫
・線維肉腫

■ 超音波画像

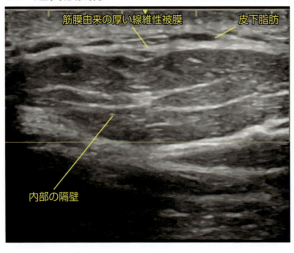

● 外郭
皮下脂肪織下に厚い線状の高エコー．
● 内部
・内部は低エコー領域で，脂肪隔壁を示す線状の高エコーを認める．
・通常，血流の増加はない．

《各論》I．皮下腫瘍-B．充実性病変

■ 病理組織による診断の裏付け

角化が強い内容物は高エコー領域
角化の程度が強いほど高エコー

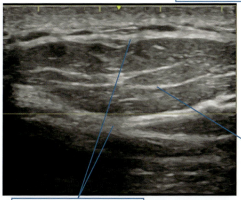

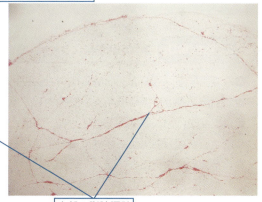

筋膜由来の厚い線維性被膜　　　　　　　内部の脂肪隔壁

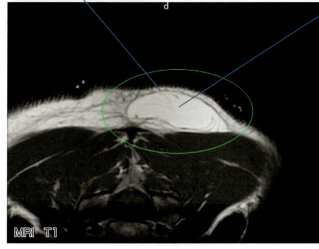

●腫瘍被膜
真皮と正常の皮下脂肪織を挟んで，比較的厚い線維性被膜がある．
広背筋など薄い筋があるかどうかの鑑別が麻酔を選択するのに重要になる．

●腫瘍内部
内部は脂肪織で，脂肪隔壁を示す線状の高エコー領域のほかに，血管などを入れる厚い線維性被膜がある．

▌▌POINT◆　病理との対比 ▐▐

《病　理》
- 筋膜由来の厚い線維性被膜は切除する必要はなく，脂肪隔壁と同じ程度の厚さの脂肪腫外郭の薄い線維性皮膜に包まれた脂肪．
- 血管成分が多いものは血管脂肪腫、線維成分の多いものは線維脂肪腫．

《超音波》
- 筋膜由来の厚い線維性被膜は正常の皮下脂肪織を挟んで，皮下に筋膜に由来する比較的厚い線状の高エコーとしてとらえられる．
- 内部は低エコー領域で，脂肪隔壁を表す線状の高エコーを認める．
- 内部の血流は通常の脂肪織と変わらない．

《その他》
- 脂肪肉腫，線維肉腫を鑑別するために，MRIが重要である．
- 高周波超音波検査機器では深部のためとらえられないことが多い．

《各論》Ⅰ．皮下腫瘍-B．充実性病変

1．脂肪腫
c．血管脂肪腫，線維脂肪腫

KEYWORD 通常の脂肪腫より硬い，超音波では線維成分が多い，真皮由来は皮膚と癒合

- 線維脂肪腫は通常の脂肪腫に比べて，硬い腫瘤として触れる．
- 血管脂肪腫は圧痛のある皮下腫瘤として触れる．
- 真皮発生の脂肪腫は皮膚と癒合し，下床と可動性がある．
- 皮下脂肪織発生の脂肪腫は皮膚・下床とも可動性がある．
- 超音波検査：真皮と連続し，真皮から台形型に深部に広がる．
  筋膜下に紡錘形の形態で，低エコー領域の腫瘤，血流増加はない．
- MRI：T1，T2画像とも脂肪組織とほぼ同信号．
  ・線維成分が多いため，T1では正常脂肪に比してやや low になる．
  ・脂肪肉腫との鑑別には T2/STIR や脂肪抑制での造影剤の取り込みが重要．

■ 臨床像

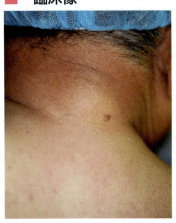

●臨床像のポイント
- 皮下の常色の結節．
- 通常の脂肪腫に比して硬いことが多い．
- 圧痛を伴う場合がある．
- 炎症を伴うことが多い．

《鑑別診断》
- 脂肪腫
- 粉瘤
- 結節性筋膜炎
- リンパ節腫大

■ 超音波画像

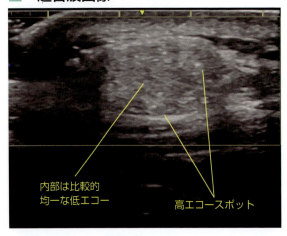

内部は比較的均一な低エコー　　高エコースポット

●内部エコー
皮下の通常脂肪に比して被膜は高エコーに，内部は通常の脂肪織より高エコー．真皮より低エコー領域になる．

●点状高エコースポット
線維成分が多い部位は点状の高エコースポットにある．

《各論》I. 皮下腫瘍-B. 充実性病変

■ 病理組織による診断の裏付け

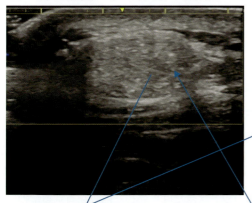
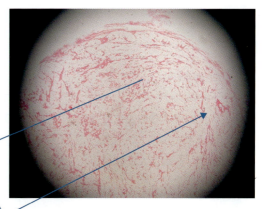

組織は比較的均一に線維成分が増えている

線維成分の多い部位が点状に散在してる

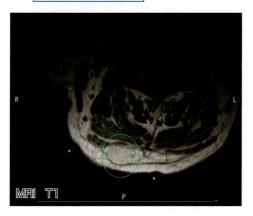
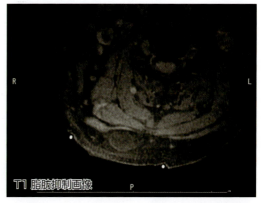

● MRI 所見

T1 ではやや low.
T1 脂肪抑制画像ではやや low にとらえられる.

POINT◆ 病理, MRI との対比

《病 理》
- 線維成分が多い皮膜内に血管や膠原線維が増生する.

《超音波(12MHz)》
- 線維成分の多い被膜は上下の水平面では高エコーになっている.
- 内部は通常の脂肪織より高エコー. 真皮より低エコー領域になる.
- 膠原線維の集塊と思われる高エコースポットを認める.

《MRI》
- 通常の脂肪(皮下脂肪織)と比べて, 線維成分が多いため, T1 ではやや low に, T1 脂肪抑制画像では high になる.
  血管成分, 線維成分があまり多くない例では MRI での鑑別は難しい.

《各論》Ⅰ. 皮下腫瘍-B. 充実性病変

2. 血管平滑筋腫（充実型）

KEYWORD 下肢に好発する，弾性硬，動きにくい方向がある（血管に癒合）

- 四肢に好発する皮内または皮下の弾性硬の充実性腫瘤．
- 血管に癒合するため，血管の走行方向には動きにくく，垂直方向は動きやすい．
- 充実型，静脈型，海綿型に分かれる．
- 病理：血管壁から生じた境界明瞭で被包された平滑筋性腫瘍．
- 腫瘍は成熟した平滑筋細胞織で構成され，スリット状または拡張した内腔を有する壁の厚い血管の周囲で束状，渦巻き状に増殖．
- 血栓，間質の硝子化および粘液変性や石灰化などの変性所見がよく見られる．
- 超音波検査：
  ・境界は比較的明瞭．内部は低エコー．
  ・血管侵入部に血流の増加あり．
  ・中央部に高エコー領域．

■ 臨床像

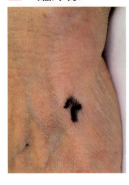

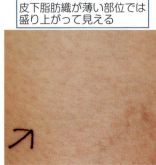

皮下脂肪織が薄い部位では盛り上がって見える

● 臨床像のポイント
弾性硬の皮下結節．血管の走行に沿った可動は不良．
《鑑別診断》
・脂肪腫，血管腫
・グロムス腫瘍
・皮膚線維腫

■ 超音波画像（22MHz）

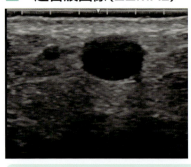

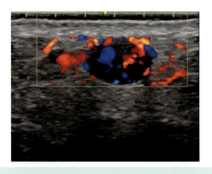

- **外郭**：比較的境界明瞭．被膜を思わせる組織はない．
- **内部**：12MHz 程度の超音波検査では均一な低エコー領域．時に，22MHz では粘液変性部に不正形の高エコー領域．

62

《各論》Ⅰ．皮下腫瘍-B．充実性病変

■ 病理組織による診断の裏付け

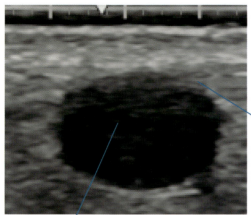
血管侵入部周囲は粘液変性
やや高エコー

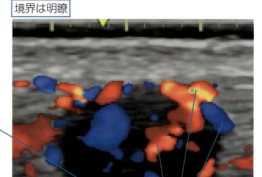
境界は明瞭

腫瘍に侵入する血管は
石灰化上皮腫の血管のように，
必ずしも下方から上方に伸びない

| POINT◆ 病理との対比 |

《病　理》
- 血管壁から生じた境界明瞭で被包された腫瘤．
- 腫瘍は成熟した平滑筋細胞織で構成され，スリット状または拡張した内腔を有する壁の厚い血管の周囲で束状，渦巻き状に増殖．
- 血栓，間質の硝子化及び粘液変性や石灰化などの変性所見がよく見られる．

《高周波超音波検査機器（HRUS）》
- 境界は比較的明瞭．腫瘍外郭の被膜は分離しがたい．
- 内部は低エコーで，血流の増加を伴う．
- 血管侵入部周囲の脈管が増加した部位と粘液変性した部位は境界不明瞭な軽度高エコー．
  平滑筋が増殖した部位は低エコー領域．

《各論》Ⅰ．皮下腫瘍-B．充実性病変

3. リンパ節腫脹
a. 反応性

KEYWORD 小児，頸部，皮膚と可動性，皮下に癒合，そら豆型

- 小児に多く，頸部の腫瘤を親が心配して受診することが多い．
- 皮下に癒合し，皮膚と可動性あり．
- 時に，自発痛，圧痛を伴う．
- 超音波検査：そら豆型，陥凹した部位に血流を認める．石灰化が進んだものは音響陰影を伴う．
- 高周波超音波検査機器(HRUS)：好塩基性細胞や石灰化の弱い部位は低エコー領域に，石灰化の強い部位は高エコー領域で，点状・巣状の高エコースポット．

■ リンパ節の構造

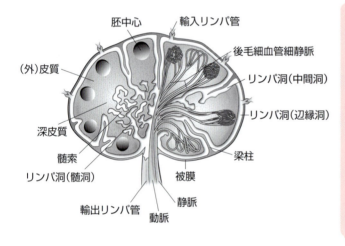

●臨床像のポイント
・皮膚と可動性を有する皮下腫瘍．
・皮膚に癒合する紡錘形または索状の硬結．
・多発することが多い．
・炎症を伴うことが多い．
《鑑別診断》
・粉瘤
・石灰化上皮腫
・脂肪腫
・血管腫
・血管平滑筋

■ 超音波画像

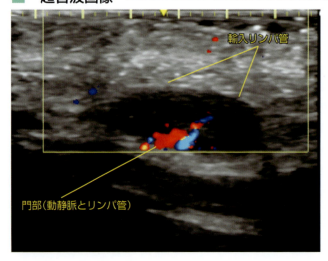

●外郭
・そら豆，腎型の形態をとる．
・皮質側には外皮質，輸入リンパ管の突起状構造を認める．
●門部
門部に一致して血流を認めることが特徴．

《各論》Ⅰ. 皮下腫瘍-B. 充実性病変

■ 診断の裏付け

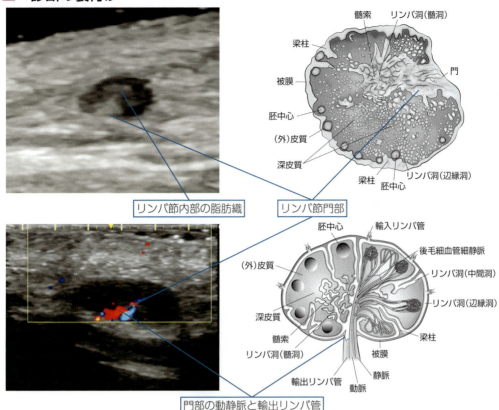

●内部
内部は低エコー．中心部に脂肪変性に伴う高エコー領域を伴うことがある．
血流は悪性リンパ腫や感染に伴う腫脹でなければ，門部以外は多くない．
門部がはっきりしない場合は悪性リンパ腫や悪性腫瘍転移を考える．

POINT◆ 病理との対比

《病理》
- 薄い結合組織による被膜を有する円形～腎形の充実性組織．
- 周囲に輸入リンパ管を棘状に認める．
- 門部と呼ばれる陥凹した部位に動脈，静脈，輸出リンパ管を認める．

《超音波(高周波超音波検査機器：HRUS)》
- 筋膜下に腎形～円形の比較的扁平なそら豆型の低エコー領域を認める．
- 血流は陥凹した門部に認める．
- 門部は通常のリンパ節では高エコーとなっている．
- HRUSでは輸入リンパ管と考えられる突起状の構造物を数個認める．

《その他》
- 石灰化上皮腫，粉瘤として紹介される患者も多く，術前の診断が重要である．
- 家族が心配する場合は超音波などでの経過観察が重要である．

《各論》I．皮下腫瘍-B．充実性病変

3. リンパ節腫脹
b．悪性リンパ腫（マントル型リンパ腫）

> **KEYWORD**　中高年，皮下に癒合する複数の結節，粉瘤，脂肪腫との鑑別
>
> ●中高年者に多い．粉瘤などとして紹介受診されることがある．
> ●皮下に癒合．耳下腺，顎下腺，筋膜などの深部組織との鑑別が必要．
> ●扁平ではなく，類円形～球形で，複数存在している．
> ●超音波検査：境界明瞭．高エコー領域．
> 　石灰化が進んだものは音響陰影を伴う．
> ●高周波超音波検査機器（HRUS）：好塩基性細胞や石灰化の弱い部位は低エコー領域に，石灰化の強い部位は高エコー領域で，点状・巣状の高エコースポット．

■ 臨床像

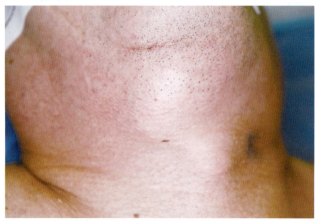

●臨床像のポイント
・下床に癒合する皮下結節で非常に硬い．

《鑑別診断》
・炎症性粉瘤
・フルンケル
・臀部慢性膿皮症
・急性汗腺炎

■ 超音波画像

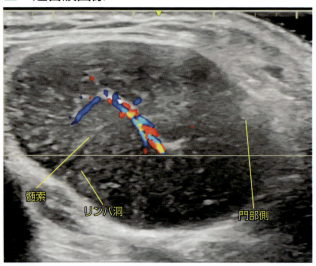

●外郭
被膜部は境界明瞭で，高エコー．
●内部
・髄索とみられる高エコー構造が中央から扇状に広がっている．
・髄索内の血流も増加している．

《各論》I. 皮下腫瘍-B. 充実性病変

■ 病理組織による診断の裏付け

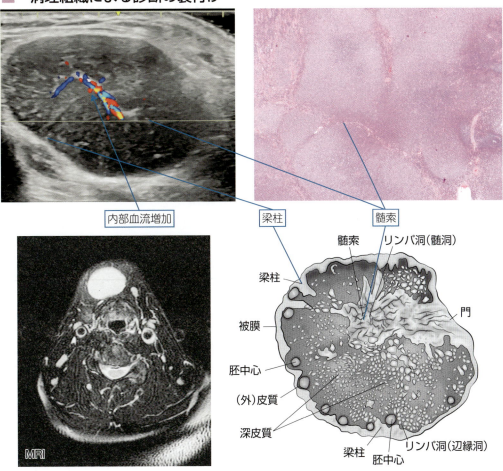

☆ MRI，CTで複数あることを証明することも重要

POINT◆ 病理との対比

《臨　床》
- 皮下腫瘍のため，粉瘤や脂肪腫として紹介されることがあるので注意．
- 気を付けて触診すると周囲にも小さい腫瘤を複数認める．
- 初期は皮下に癒合し，皮膚との可動性を有する．

《超音波（高周波超音波検査機器：HRUS）》
- 筋膜下に境界明瞭な低エコー領域として認める．
- 内部は髄索を表す高エコー領域を認め，中央部の軸索では血流が増加している．

《その他》
- 粉瘤，脂肪腫だけでなく，耳下腺腫瘍，顎下腺腫瘍，筋膜腫瘍などとの鑑別が必要．
- 手術をする前にある程度診断を絞り，悪性リンパ腫の診断に必要な生標本の採取を考慮してから生検で確定する．

《各論》Ⅰ．皮下腫瘍-B．充実性病変

4. 血管腫
a. 海綿状血管腫 venous malformation

KEYWORD 常色から青紫色

- ISSVA分類では血管腫は乳児血管腫，静脈奇形，動静脈奇形，毛細血管奇形，リンパ管奇形に分類される．
- 静脈奇形は最も多く，表在性病変では青紫色，深部病変では常色を呈する．
- 弾性軟で挙上や圧迫で縮小し，下垂や圧迫解除で再腫脹．
  血液流出路の狭い病変では硬く圧縮変化の見られないことがある．
- 超音波検査：内部に嚢腫状の低エコー領域を認める．腫瘤は脂肪織より高エコー．血管腔は低エコー領域．
- 高周波超音波検査機器(HRUS)：血流に関してより鋭敏なため，脈管腔内の血流をとらえることが可能．

■ 臨床像

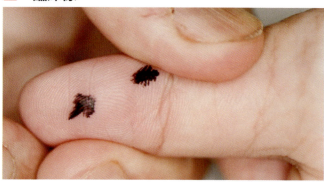

● 臨床像のポイント
- 皮膚に癒合する紡錘形または索状の硬結．
- 炎症を伴うことが多い．

《鑑別診断》
- 粉瘤
- 血管平滑筋腫
- 神経鞘腫
- 石灰化上皮腫

■ 超音波画像

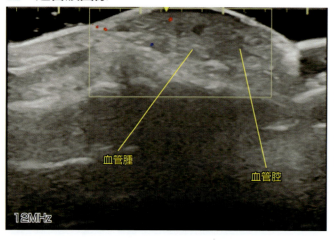

● 外郭
境界は不明瞭で不整形．
● 腫瘤
腫瘤は真皮より低エコーで，脂肪織よりやや高エコー．
● 内部
内部に嚢腫状低エコー領域を認める．

《各論》Ⅰ. 皮下腫瘍-B. 充実性病変

■ 病理組織による診断の裏付け

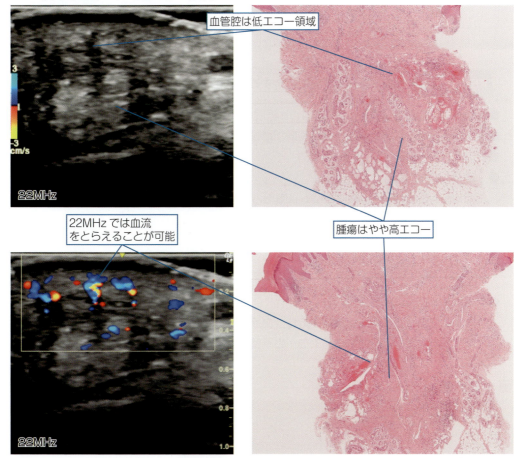

血管腔は低エコー領域
22MHzでは血流をとらえることが可能
腫瘍はやや高エコー

| POINT◆ 病理との対比 |

《病理》
- 静脈奇形は筋層外皮の低形成をきたした拡張した静脈腔で構成される.
- 内腔に血栓を伴う場合がある.

《超音波（12MHz）》
- 超音波検査で結節状にとらえられる venous malformation では脈管に比して結合織の割合が大きい.
- 結合織は被膜を伴わず拡大するため，境界は不明瞭になる.
- 血管腔は嚢腫状の低エコー領域として描出される．内部に器質化，石灰化した血栓がある場合は音響陰影を形成する.
- 静脈奇形では血流速度が遅く，血管内の血流をとらえることができない場合が多い.

《高周波超音波検査機器：HRUS》
- 真皮内のより細い血管をとらえることができるため，多数の低エコー領域がある.
- 通常の超音波より鋭敏なため血管腔内に血流を認める.

《各論》Ⅰ．皮下腫瘍-B．充実性病変

4．血管腫
b．グロムス腫瘍

KEYWORD 四肢に多い，下床に癒合する皮下腫瘤，初期に痛み・圧痛あり

- 青紫色～暗紫色を呈する数mmから1cm程度の硬結．
- 疼痛，圧痛および寒冷刺激により疼痛が増強することが多い．
- 手指の爪甲下に発生することが多い．
- 3型に分類される．
  - glomus tumor proper：グロムス細胞の増加が主体．
  - glomangioma：グロムス細胞以外に血管の増殖・拡張を伴う．
  - glomangiomyoma：血管に加え，平滑筋が存在する．
- 超音波検査：真皮組織よりも低エコー領域，皮下脂肪織より高エコー領域として描出される．
- 高周波超音波検査機器(HRUS)：
  - 内部に低エコーな囊腫状領域があり，血流が増加している．
  - 爪甲下では爪母よりもやや高エコーの不整形領域．

■ 臨床像

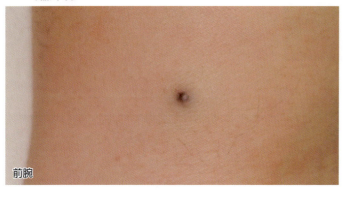
前腕

● 臨床像のポイント
- 皮膚に癒合する紡錘形または索状の硬結．
- 炎症を伴うことが多い．

《鑑別診断》
- 血管腫
- エクリン螺旋汗管腫
- 粘液腫

■ 超音波画像

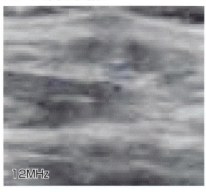
12MHz

● 外郭
境界は比較的明瞭．
● 内部
真皮組織よりも低エコーで，脂肪織よりも高エコー．

■ 病理組織による診断の裏付け

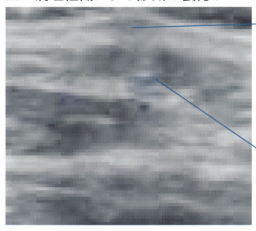
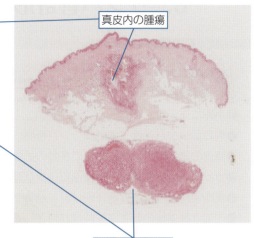

真皮内の腫瘍

脂肪織内の腫瘤

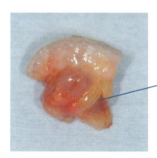

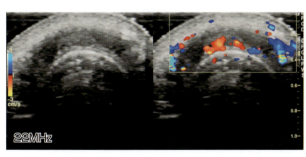

- ●腫瘍
  爪母部では周囲の脂肪織よりやや高エコー，爪母の組織と同等で，真皮よりも低エコーになる．
- ●腫瘍内部
  Vascular 型では内部には蜂巣構造を認め，他の組織に比して，血流は多い．

POINT◆ 病理との対比

《病　理》
- ●3 型に分類される．
  - ・glomus tumor proper：グロムス細胞の増加が主体
  - ・glomangioma：グロムス細胞以外に血管の増殖・拡張を伴う
  - ・glomangiomyoma：血管に加え，平滑筋が存在する

《超音波（12MHz）》
- ●腫瘍は表皮に比して低エコーで，皮下脂肪織に比して高エコーになる．
- ●時に血流の増加を認める．

《高周波超音波検査機器（HRUS）》
- ●血管拡張を伴う症例では蜂巣状構造を呈し，蜂巣内に血流の増加を認める．

4. 血管腫
c. リンパ管奇形（限局性リンパ管腫）

KEYWORD 四肢に多い，下床に癒合する皮下腫瘤，初期に痛み・圧痛あり

- 小児に先天性に発生することが多い．
- 限局型リンパ管腫，囊胞状リンパ管腫，びまん性リンパ管腫に分類される．
- 真皮の網状層および乳頭層に多数の拡張したリンパ管が散在する．
- リンパ管の壁は薄く，不整形でリンパ管は一層の上皮細胞よりなる．
- 高周波超音波検査機器（HRUS）：腫瘍外郭は不明瞭．
- 内部は蜂巣状の低エコー領域が散在している．
- 囊腫壁は薄く判別できない．
- 内腔は均一な低エコー領域で，一部に血流を認める．

■ 臨床像

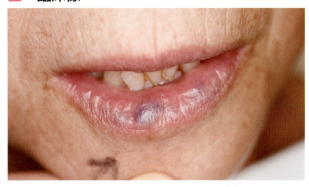

- **臨床像のポイント**
  - 皮膚に癒合する紡錘形または索状の硬結．
  - 炎症を伴うことが多い．
- 《鑑別診断》
  - 静脈湖
  - 動静脈奇形
  - フルンケル

■ 超音波画像

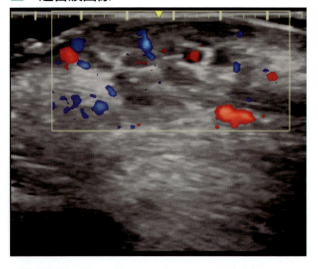

- **外郭**
  腫瘍外郭は明らかではない．
- **内部**
  蜂巣状に多数の囊胞状構造を認め，一部の内腔では血流を伴っている．

《各論》I. 皮下腫瘍−B. 充実性病変

■ 病理組織による診断の裏付け

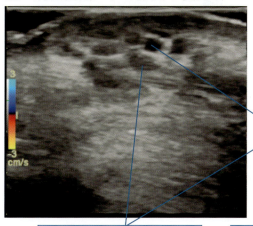
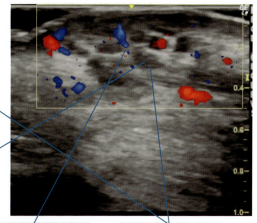

蜂巣状の囊胞構造が集簇している　　血流のある腔を混じる　　血流の遅いリンパ管

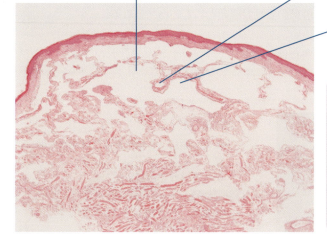

- ●腫瘍外郭
  境界は明らかでなく蜂巣状の形態を有する．
- ●腫瘍内壁
  脈管は薄く確認できない．
- ●腫瘍内部
  内部は均一な低エコー領域で，一部に血流を認める．

POINT◆ 病理との対比

《病 理》
- ●真皮の網状層および表皮直下の乳頭層に多数の拡張したリンパ管が散在する．
- ●リンパ管の壁は薄く，内腔は不整形でリンパ管は一層の内皮細胞からなる．
- ●しばしば内腔に少数の赤血球が混在する．

《高周波超音波検査機器(HRUS)》
- ●腫瘍外郭は不明瞭で，明らかではない．
- ●内部には蜂巣状に低エコー領域を認める．
- ●囊腫壁は薄く特定できない．
- ●一部に血流を疑わせる所見を認める．

《各論》Ⅰ．皮下腫瘍-B．充実性病変

5. 骨腫
a. Osteoma 骨外骨腫

KEYWORD 頭部，10～20歳台，非常に硬い腫瘍，皮下に癒合，音響陰影

- 10～20歳台で気が付くことが多い．
- 頭蓋骨に発症する腫瘍で最も多い．
- 非常に硬く，皮下に癒合．
- 単純X線，CTで骨と同一濃度．
- MRIではT1，T2画像ともにlow densityとなる．
- 超音波検査：
  ・骨の隆起としてとらえられる．
  ・骨組織は超音波を通さないため腫瘍の表面が隆起としてとらえられる．
  ・内部血流はとらえられない．
  ・骨融解がある場合は頭蓋内の組織が見える．

■ 臨床像

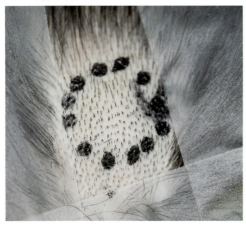

- 臨床像のポイント
  ・皮膚に癒合する紡錘形または索状の硬結．
  ・炎症を伴うことが多い．
- 《鑑別診断》
  ・脂肪腫
  ・結節性筋膜炎
  ・骨肉腫

■ 超音波画像

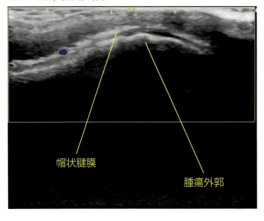

- 外郭
  ・境界明瞭．
  ・真皮，皮下脂肪織の下に高エコーな帽状腱膜を認め，その下の低エコー領域下に境界明瞭な隆起を認める．
- 内部
  表面は高エコーで，内部は音響陰影で不明．

《各論》I．皮下腫瘍-B．充実性病変

■ 病理組織（CT，MRI）による診断の裏付け

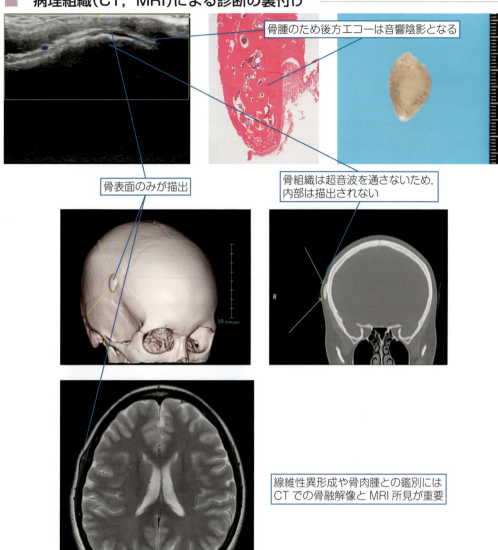

POINT ◆ 病理との対比

《病　理》
- 骨組織からなる．

《超音波》
- 後方エコーは完全に遮断され，音響陰影（acoustic shadow）を形成する．
- 血流はない．
- 骨転移や骨肉腫などでは頭蓋内がとらえられたり，血流をとらえることができる．

《CT，単純X線，MRI》
- 骨皮質同様のdensityになる．MRIではT1，T2画像ともにlow．

《各論》Ⅰ. 皮下腫瘍-B. 充実性病変

5. 骨腫瘍
b. 線維性異形成 fibrous dysplasia

KEYWORD 頭部，小児に多い，硬い腫瘍，皮下に癒合，内部をとらえることができる

- 幼若な骨形成を伴う線維性結合組織の増生により，正常骨が置換される腫瘍様の病変．
- 思春期に増大，その後成長は止まるが，多発例では悪性化する場合がある．
- 非常に硬く，皮下に癒合．
- CTでは骨成分に比べて低濃度になる．
- 骨融解などがある場合は骨肉腫などの悪性腫瘍を考慮する．
- 超音波検査：境界不明瞭な高エコー領域，後方エコーは低エコー．骨形成が未熟なもの，骨破壊が伴うものでは超音波が通過する．

■ 臨床像

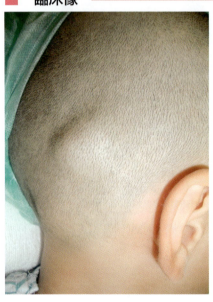

● 臨床像のポイント
皮下に癒合する非常に硬い結節．骨腫と比べて比較的早く成長する．

《鑑別診断》
・石灰化上皮腫
・粉瘤
・帽状腱膜下脂肪腫
・骨腫

■ 超音波画像

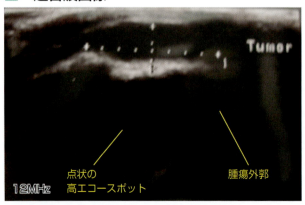

● 外郭
・高エコーで境界は明瞭．
・骨吸収があると境界は不明瞭になる．
・本症例の頭蓋骨外板部は骨融解で不明瞭．

● 内部
・低エコー領域．
・内部血流は明らかではなかったが，HRUSでは不明．

《各論》Ⅰ．皮下腫瘍-B．充実性病変

■ 診断の裏付け

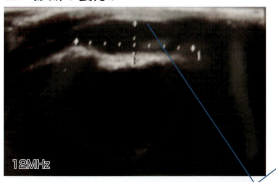
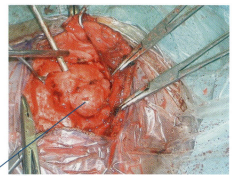

骨様の薄い外板に包まれた境界明瞭腫瘤な腫瘤

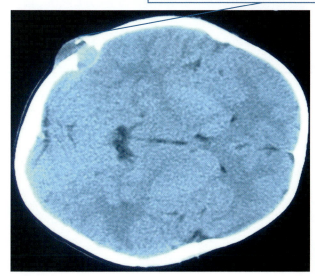

- ●腫瘍内壁
  外毛根鞘嚢腫では粉瘤に比して嚢腫壁の凹凸が大きく，波立つように見える．
- ●腫瘍内部
  石灰化上皮腫と異なり，外毛根鞘嚢腫では初期から内部の血流はない．

好塩基性の嚢胞壁細胞層と錯角化部位は低エコー領域になる

POINT◆ 病理との対比

《病　理》
- ●幼若な骨形成を伴う線維性結合組織の増生により，正常骨が置換される腫瘍様の病変

《超音波》
- ●比較的骨形成が進んだものでは後方エコーは完全に遮断され，音響陰影（acoustic shadow）を形成する．
- ●骨形成が未熟なもの，骨融解像を伴うものでは内部を透見できる．

《CT，単純X線，MRI》
- ●通常の骨よりも低濃度な部位として反映される．
- ●悪性化すると骨の融解像，外板の破壊などが見られる．
- ●小児の脳は放射線の感受性が高いため，超音波検査やMRIを利用し，CTの使用は最低限とする．

77

《各論》I．皮下腫瘍-B．充実性病変

6. 神経線維腫
a．通常型

> **KEYWORD** 半球状に隆起，軟らかい，境界明瞭な低エコー領域
>
> - 通常型，藁状型，びまん型に分類される．
> - 通常型は皮膚表面より隆起した軟性腫瘍．
> - 通常型は被膜を伴わない境界不明瞭な皮下病結節．
> - 核が波打つ紡錘形細胞が無秩序に増加している．
> - 神経周膜細胞，神経内膜細胞，線維芽細胞などの末梢神経構成要素の全てが無秩序に増加している．
> - 高周波超音波検査機器(HRUS)：表皮側・真皮側とも比較的境界明瞭な結節．被膜はない．真皮より低エコーで脂肪織濃度に近いエコー領域の腫瘤内部に脈管の拡張を表す類円形の斑状低エコー領域を認める．

■ 臨床像

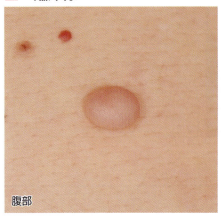

腹部

- **臨床像のポイント**
  皮膚に癒合する常色から淡紅色の軟らかい結節．
  《鑑別診断》
  ・尋常性疣贅
  ・伝染性軟属腫
  ・色素性母斑
  ・表在性皮膚脂肪腫性母斑

■ 超音波画像

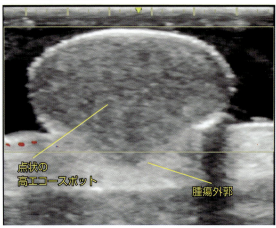

点状の高エコースポット　　腫瘤外郭

- **外郭**
  明らかな壁を認めない．周囲に対して境界明瞭，真皮側にも境界明瞭な結節．
- **内部**
  全体がほぼ均一．真皮よりもやや低エコーで，脂肪織に近いエコー輝度の領域．

《各論》I．皮下腫瘍-B．充実性病変

■ 病理組織による診断の裏付け

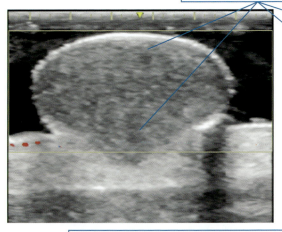
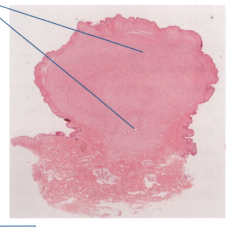

低エコー領域はリンパ管と一致

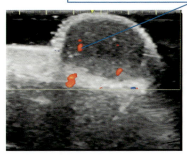
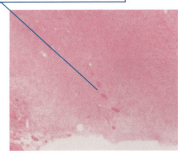

一見，均一な低エコー領域で嚢腫状に見えるが血管が内部になることで，嚢腫でないことが分かる

- ●腫瘍内部
  脈管の拡張に伴う類円形の低エコー領域を認める．
- ●腫瘍内部
  スポット状の高エコーが散在．真皮と同程度であり，線維芽細胞の集塊か？

POINT◆ 病理との対比

《病　理》
- ●通常型は被膜を伴わない境界不明瞭な皮下病結節．
- ●核が波打つ紡錘形細胞が無秩序に増加している．
- ●神経周膜細胞，神経内膜細胞，線維芽細胞などの末梢神経構成要素の全てが無秩序に増加している．

《高周波超音波検査機器（HRUS）》
- ●腫瘍外郭の境界は明瞭．被膜は明らかではない．
- ●腫瘍内部は比較均一で，真皮よりも低エコー，脂肪織と同程度のエコー輝度の領域．
- ●血管拡張に伴う類円形斑状の低エコーを認める．
- ●一見嚢腫状に見えるが，内部にある血管の血流を捉えることができる．
- ●内部に点状の高エコーをみとめるが，線維芽細胞の集団を表しているのか？

6. 神経線維腫
b. びまん型

KEYWORD 神経線維腫症1型，扁平な結節，境界不明瞭な低エコー領域

- 通常型，藁状型，びまん型に分類される．
- びまん型は皮下に境界不明瞭で扁平な病変として存在する．
- 神経線維腫症1型に多発する．
- びまん型は被膜を伴わない境界不明瞭な皮下病結節．
- 末梢神経を構成するすべての細胞が無秩序に増加．
- 高周波超音波検査機器(HRUS)：
  ・境界不明瞭，不整形の外郭．
  ・嚢腫構造を思わせる均一な低エコー領域．
  ・取り残された脂腺部は島状の高エコー領域．

■ 臨床像

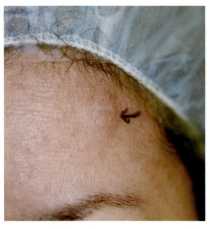

●臨床像のポイント
皮膚に癒合する常色から淡紅色の軟らかい不整形の結節．
《鑑別診断》
　・尋常性疣贅
　・伝染性軟属腫
　・色素性母斑
　・表在性皮膚脂肪腫性母斑

■ 超音波画像

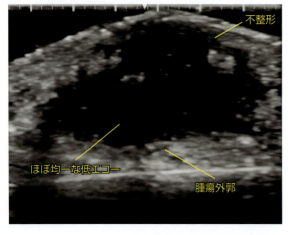

●外郭
　・不整形な形態
　・境界は不明瞭
　・被膜はなし
●内部
内部は嚢腫状構造を思わせるほぼ均一な低エコー領域．内部に取り残された脂腺を表す斑状の高エコー領域を認める．

《各論》Ⅰ. 皮下腫瘍-B. 充実性病変

■ 病理組織による診断の裏付け

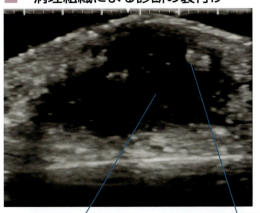
腫瘍は均一な低エコー

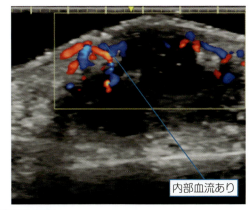
内部血流あり

脂腺を表す島状の高エコー領域

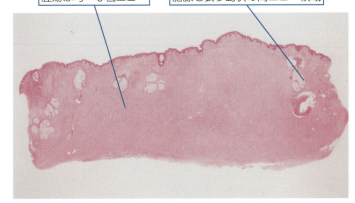

● 腫瘍壁
　腫瘍壁は明らかではない．
● 腫瘍内部
　・均一な低エコー領域．
　・内部に血流を認める．

POINT◆ 病理との対比

《病　理》
● 被膜を伴わない境界不明瞭な不整形腫瘍．
● 紡錘形細胞が無秩序に増加．

《超音波（高周波超音波検査機器：HRUS）》
● 腫瘍外郭は周囲との不明瞭．腫瘍壁は明らかではない．
● 腫瘍は不整形．
● 腫瘍内部は均一な低エコー領域．
● 一見嚢腫状だが，内部に血流を認める．
● 取り残された脂腺を表す高エコー領域あり．

《各論》Ⅰ．皮下腫瘍-B．充実性病変

7. 神経鞘腫

KEYWORD 境界明瞭，弾性硬，被膜あり，Antoni A 型，B 型

- 境界明瞭な弾性硬の腫瘤．
- 皮膚，皮下組織，中枢神経など様々な場所に発生する．
- 末梢神経に発生した場合は圧痛，放散痛を伴うことが多い．
- 被膜を持つ境界明瞭な皮下腫瘤．
- Verocay body が多く存在し，細胞質が密に増加する Antoni A 型と間質が豊富で細胞成分が少ない Antoni B 型がある．
- 超音波検査：
  - 境界明瞭．壁構造あり．
  - 内部は低エコー領域と真皮と同程度のエコー領域が混在している．
- 高周波超音波検査機器(HRUS)：
  - 境界明瞭．壁は層状構造．
  - 内部は低エコー領域から真皮と同程度のエコー領域まで種々の構造が混在している．

■ 臨床像

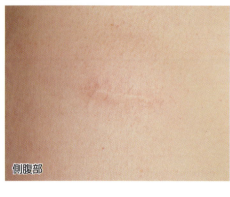

側腹部

● 臨床像のポイント
- 皮下に比較的硬い結節．
- 圧痛・放散痛を伴うことがある．

《鑑別診断》
- 脂肪腫
- 血管平滑筋腫
- リンパ節腫脹
- 血管腫

■ 超音波画像（12MHz）

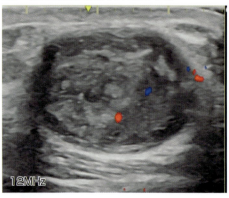

12MHz

● 外郭
- 境界明瞭．
- 壁構造を認める．
- HRUS では層状の壁構造を認める．

● 内部
- 液体を思わせる低エコー領域と真皮に近い不整形の構造が混在している．
- 内部血流あり．

《各論》I. 皮下腫瘍-B. 充実性病変

■ 病理組織による診断の裏付け

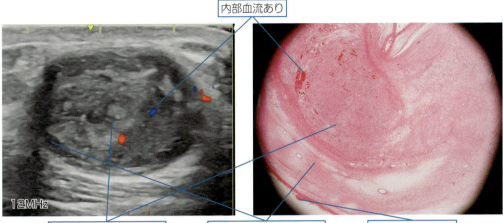

内部血流あり

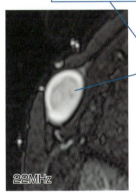
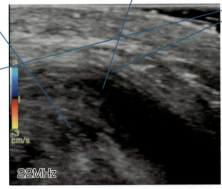
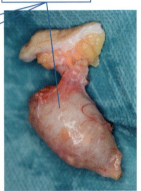

Antoni A 型は高エコー　　Antoni B 型は低エコー　　被膜を伴っている

● 腫瘍内部（HRUS）
液体に近い低エコー領域から真皮に近いエコー領域までの構造が境界明瞭に混在してる．

POINT◆ 病理との対比

《病　理》
- 被膜を持つ境界明瞭な結節．
- Verocay body が多く存在し，細胞質が密に増加する Antoni A 型と間質が豊富で細胞成分が少ない Antoni B 型がある．

《超音波（12MHz）》
- 腫瘍外郭は厚みのある壁構造をとっている．
- 内部血流があり，水様の低エコー領域と不整形の真皮と同程度のエコー領域が混在．

《高周波超音波検査機器：HRUS》
- 周囲に層状の壁構造を認める．
- 内部は水様の低エコー領域から真皮と同程度のエコー領域まで境界不明瞭に連続して混在している．

8. 皮膚混合腫瘍

> **KEYWORD** 鼻, 弾性硬, 境界明瞭, 被膜, 高エコー内に斑状・索状低エコー

- 青壮年期, 鼻周囲に多い弾性硬の皮内結節.
- 腫瘍上皮成分と間質成分で構成される.
- 上皮成分には管状構造と筋上皮細胞の結節状増殖がある.
- 間質成分は線維性, 粘液腫状, 軟骨様, 時に好酸性の無構造な硝子様.
- 超音波検査:
  - 境界明瞭. 周囲に低エコーな被膜様構造あり.
  - 内部血流あり. 内部は周囲と同等のエコー輝度. より低エコーな部位も混じる.
- 高周波超音波検査機器 (HRUS): 腫瘍を取り囲むように低エコー領域がある. その内側に高エコーの被膜. 内部は真皮よりやや低エコー. 内部に点状の高エコー, 斑状・索状の低エコー領域が混在している.

■ 臨床像

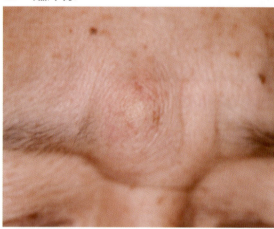

● 臨床像のポイント
- 皮膚に癒合する球状の硬結.
- 鼻周囲に多い.

《鑑別診断》
- 粉瘤
- 脂肪腫
- 臀部慢性膿皮症
- 急性汗腺炎

■ 超音波画像

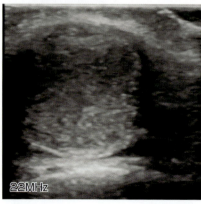

● 外郭
- 周囲に対して境界明瞭, 低エコー領域あり.
- 腫瘍外郭には薄い高エコーの被膜様構造を認める.

● 内部:
- 内部血流を認める.
- 被膜内に真皮と等エコーまたはやや低エコーな結節あり.
- 内部に点状の高エコーと斑状, 索状の低エコー領域.

《各論》I. 皮下腫瘍-B. 充実性病変

■ 病理組織による診断の裏付け

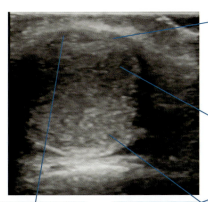
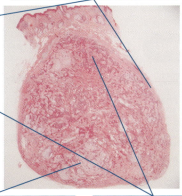

線維性の構造物に被包
高エコーな被膜様構造として描出

周囲の低エコー領域
浮腫か疎な結合織

内部の高エコーは軟骨様，硝子様の
間質成分を表している

内部の低エコー領域
筋上皮細胞の結節状増殖

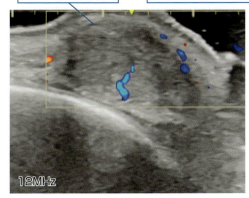

- 腫瘍内部（高エコー領域）:
  - 間質成分を表している.
  - 硝子様成分，軟骨成分に一致して高エコー領域.
- 腫瘍内部（低エコー領域）:
  - 上皮成分を表している.
  - 筋上皮細胞の結節状増殖は斑状の低エコー領域.
  - 管状構造は索状の低エコー領域.

POINT◆ 病理との対比

《病　理》
- 汗腺の分泌部及び汗管への分化を示す.
- 多彩な分化を示すので混合腫瘍の名称が使われる.
- 腫瘍上皮成分と間質成分で構成される.
- 上皮成分には管状構造と筋上皮細胞の結節状増殖などがある.
- 間質成分は線維性，粘液腫状，軟骨様，好酸性の無構造な硝子様などがある.

《超音波》
- 境界明瞭．周囲に低エコーな被膜様構造あり．内部血流あり．

《高周波超音波検査機器：HRUS》
- 境界明瞭．周囲に低エコー領域あり，腫瘍外郭には薄い高エコーの被膜様構造を認める．
- 内部の高エコー領域は間質成分を表している．硝子様成分，軟骨成分に一致して高エコー領域.
- 内部の低エコー領域は上皮成分．筋上皮細胞の結節状増殖は斑状の低エコー領域．管状構造は索状の低エコー領域.

9. 皮膚線維腫
a. 通常

KEYWORD 成人，硬い，正常色から紅色・黒褐色，境界明瞭，被膜なし

- 成人の四肢・体幹に好発する数mmから2cm程度の硬い小結節．
- 正常色から紅色，黒褐色など様々で，時に多発．
- 真皮上層から下方に，被膜はないが，境界は比較的明瞭で，左右対称．
- 膠原線維の増加と線維芽細胞様の紡錘形細胞が不規則に増加．
- 超音波検査：
  - 境界不明瞭．内部に血流なし．
  - 真皮に比して境界不明瞭な低エコー領域．
- 高周波超音波検査機器(HRUS)：
  - 真皮皮下組織に対して境界不明瞭な低エコー領域．
  - 内部には濃淡がある．
  - 結節状・索状の低エコー領域が混在している．

■ 臨床像

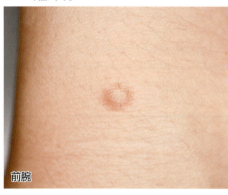
前腕

- 臨床像のポイント
  - 褐色から常色の皮内結節．
  - 皮膚に癒合する紡錘形または索状の硬結．
  - 炎症を伴うことが多い．
- 《鑑別診断》
  - 瘢痕
  - 色素性母斑
  - 隆起性皮膚線維肉腫
  - Kaposi肉腫

■ 超音波画像

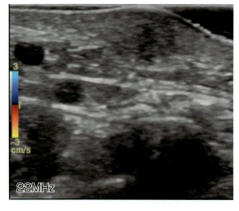
22MHz

- 外郭
  - 周囲に対して境界不明瞭な低エコー領域．被膜などはない．
  - 病変上部の表皮は肥厚し，表皮と病変の間に真皮と同等のエコー領域を認める．
- 内部
  - 濃淡のある低エコー領域．
  - 周囲から内部に血流を認める．

■ 病理組織による診断の裏付け

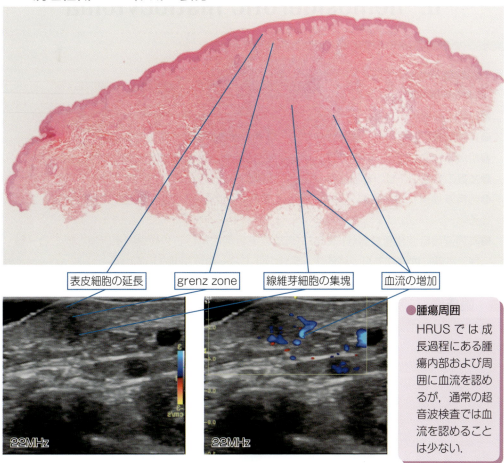

●腫瘍周囲
HRUSでは成長過程にある腫瘍内部および周囲に血流を認めるが，通常の超音波検査では血流を認めることは少ない．

POINT◆ 病理との対比

《病理》
- ●真皮内に左右対称で，境界は不明瞭．
- ●膠原線維の増加と線維芽細胞様の紡錘形細胞が不規則に増加．
- ●病変上部の表皮は肥厚し，表皮と腫瘍の間には通常明らかな境界（grenz zone）．

《超音波（12MHz）》
- ●境界明瞭．真皮と同等またはやや低エコーな領域を認める．
- ●周囲および内部の血流の増加を認めない．

《高周波超音波検査機器（HRUS）》
- ●表皮部分の低エコー領域は表皮索の延長により肥厚．
- ●表皮と腫瘍の間には真皮と同程度のエコー領域．
- ●腫瘍は境界が不明瞭な濃淡の真皮と同等またはやや低エコーな領域．
- ●成長過程にある病変では周囲から内部に血流の増加を認める．

9. 皮膚線維腫
b. hemosiderotic histiocytoma

KEYWORD 成人，硬い，正常色から紅色・黒褐色，境界明瞭，被膜なし

- 紅色，黒褐色．
- 真皮上層から下方に，被膜はないが，境界は比較的明瞭で，左右対称．
- 組織球の密な増加，リンパ球，線維芽細胞様の紡錘形細胞が不規則に増加．
- 多数のヘモジデリン貪食細胞，血管の増殖あり．
- 超音波検査：境界明瞭，真皮に比して境界不明瞭な低エコー領域．内部に血流を認める．
- 高周波超音波検査機器（HRUS）：真皮皮下組織に対してやや境界不明瞭な低エコー領域．内部には濃淡あり．結節状・索状の低エコー領域が混在している．

■ 臨床像

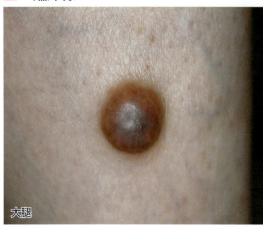

- **臨床像のポイント**
  - 皮膚に癒合する褐色または索状の紅褐色の腫瘍．
- **《鑑別診断》**
  - 血管腫
  - 瘢痕
  - 色素性母斑
  - 隆起性皮膚線維肉腫
  - Kaposi 肉腫

■ 超音波画像

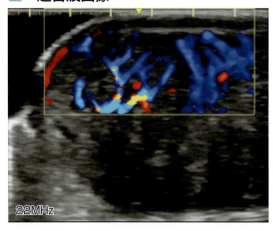

- **外郭**
  - 周囲に対して境界やや不明瞭な低エコー領域．被膜などはない．
  - 病変上部の表皮は肥厚．
- **内部**
  - 濃淡のある低エコー領域．
  - 周囲および内部に血流の増加を認める．

《各論》Ⅰ．皮下腫瘍-B．充実性病変

■ 病理組織による診断の裏付け

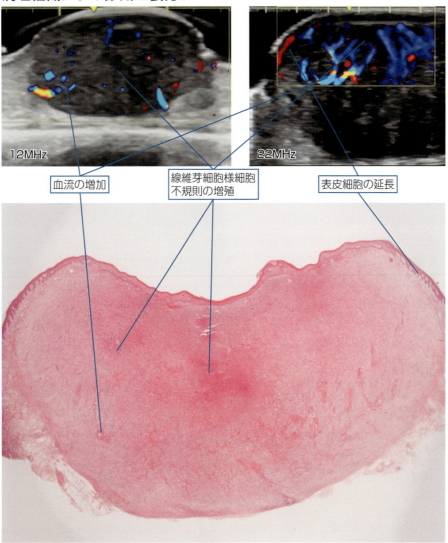

血流の増加　　線維芽細胞様細胞不規則の増殖　　表皮細胞の延長

| POINT ◆ 病理との対比 |

《病　理》
- 真皮内に左右対称で，境界は比較的明瞭．
- 組織球の密な増加，リンパ球，線維芽細胞様の紡錘形細胞が不規則に増加．
- 多数のヘモジデリン貪食細胞，血管の増殖あり．

《超音波（12MHz）》
- 境界明瞭．真皮と同等またはやや低エコーな領域．血流増加軽度あり．
- 細胞成分の多い部位は低エコー領域，膠原線維の多い部位は高エコー領域．

《高周波超音波検査機器（HRUS）》
- 腫瘍は境界が不明瞭．内部は濃淡があり真皮と同等のエコー輝度またはやや低エコー．
- 腫瘍周囲と内部に血管の増殖を認める．

《各論》I. 皮下腫瘍-B. 充実性病変

10. 隆起性皮膚線維肉腫

KEYWORD 硬い，常色から紅色・紫褐色，花むしろ状，脂肪隔壁への浸潤

- 10〜40歳台，特に20〜30歳台に多い．
- 常色から紅色，紫褐色で，皮膚に癒合する弾性軟から弾性硬の結節．
- 比較的形状が均一の紡錘形細胞が花むしろ状にびまん性に増殖．
- 皮下脂肪織への浸潤は脂肪隔壁に沿って浸潤する．
- 表皮との間に grenz zone が介在するが，付属器は巻き込まれる．
- 高周波超音波検査機器(HRUS)：
  ・表皮との間に正常な真皮領域(grenz zone)
  ・真皮から皮下脂肪織内に真皮に比して等エコーまたは低エコーな結節．
  ・腫瘍と連続する皮下脂肪織ではやや高エコー．
  ・腫瘍細胞が浸潤した脂肪隔壁は低エコーで肥厚し，竹籠状になっている．

■ 臨床像

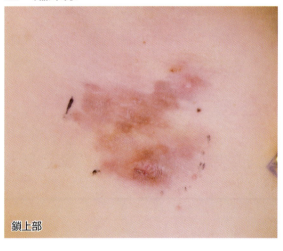
鎖上部

●臨床像のポイント
・皮膚に癒合する紡錘形または索状の硬結．
・炎症を伴うことが多い．

《鑑別診断》
・ケロイド
・脂肪腫
・臀部慢性膿皮症
・急性汗腺炎

■ 超音波画像

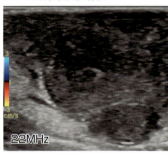
22MHz

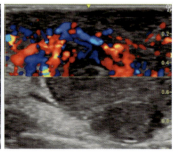

●外郭
境界は比較的明瞭．
●内部
血流は通常の真皮に比して非常に増加している．腫瘍は比較的均一な低エコー領域で，複数の塊で形成されている．

■ 病理組織による診断の裏付け

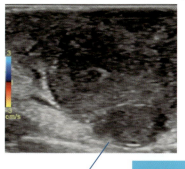
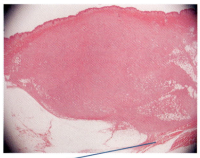
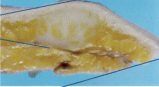

表情筋筋膜への浸潤

grenz zone

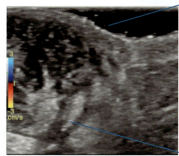
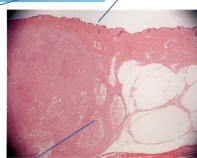

脂肪隔壁への浸潤
竹籠状の低エコー

● 腫瘍外縁
脂肪隔壁に沿って腫瘍は浸潤し，竹籠状の低エコー領域を形成している．

POINT◆ 病理との対比

《病　理》
- 比較的形状が均一の紡錘形細胞が花むしろ状にびまん性に増殖．
- 皮下脂肪織への浸潤は脂肪隔壁に沿って浸潤する．
- 表皮との間に grenz zone が介在するが，付属器は巻き込まれる．

《超音波（12MHz）》
- 真皮と同等または低エコーな領域で判別が難しい場合がある．

《高周波超音波検査機器（HRUS）》
- 腫瘍は真皮と同等または低エコーのため，境界は比較的明瞭な部位と真皮への移行が判別しにくい部位がある．
- 腫瘍に取り込まれた脂肪小葉は高エコー，脂肪隔壁は竹籠状の低エコー領域．
- grenz zone は真皮と同等のエコー領域として表される．腫瘍の血流は正常の真皮に比べて非常に増加しているが，grenz zone は他の真皮と同等の血流である．
- 腫瘍は脂肪隔壁に浸潤するため竹籠のような形態をつくる．

《各論》Ⅰ．皮下腫瘍-B．充実性病変

11．顆粒細胞腫

KEYWORD 30～60歳台，正常色から紅色・黒褐色，境界不明瞭，被膜なし

- 30～60歳台，女性にやや多い．通常3cmの小結節．
- 表皮肥厚．時に疣状，偽癌性増殖．
- 好酸性で，顆粒状の豊富な細胞質を持った大型の細胞．
- 腫瘍細胞は胞巣状または柵状に膠原線維間に散在する．
- 超音波検査：境界は比較的明瞭．真皮に比してやや低エコー．網目状構造．
- 高周波超音波検査機器(HRUS)：境界不明瞭．被膜なし．真皮内に網目状構造．

■ 臨床像

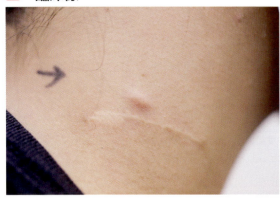

●臨床像のポイント
常色から橙色の小結節．表皮肥厚を伴い，疣状，偽癌性増殖を示す場合あり．
《鑑別診断》
・神経線維腫
・粉瘤
・皮膚線維腫
・有棘細胞癌
・色素性母斑

■ 超音波画像

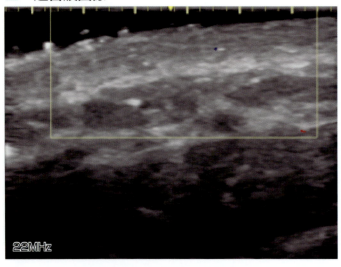

●外郭
・12MHzでは境界は比較的明瞭
・22MHzでは境界は不明瞭
・被膜なし．
●内部
真皮と同等のエコーレベルの網目状構造内にやや低エコーで均質な領域が含まれている．

《各論》I．皮下腫瘍-B．充実性病変

■ 病理組織による診断の裏付け

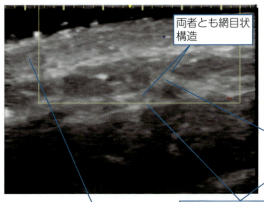

両者とも網目状構造

境界は不明瞭

取り残された膠原線維が網目状構造を形成する

内部の低エコー領域　腫瘍細胞成分

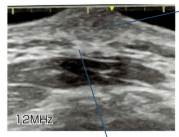

12MHz

境界は比較的明瞭

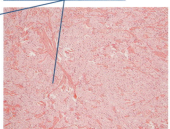

● 超音波(12MHz)とHRUS(22MHz)の違い
・12MHzでは境界は一部不明瞭な部位はあるが比較的明瞭に見える．しかし，22MHzでは境界がかえって分かりづらくなっている．これは顆粒細胞腫が被膜を持たず，膠原線維間にまぎれこんでいることをHRUSがとらえているためである．

POINT◆ 病理との対比

《病　理》
- 表皮肥厚．時に疣状，偽癌性増殖．
- 好酸性で，顆粒状の豊富な細胞質を持った大型の細胞．
- 腫瘍細胞は胞巣状または柵状に膠原線維間に散在する．

《超音波(12MHz)》
- 境界は比較的明瞭．
- 真皮に比してやや低エコー．網目状構造．

《高周波超音波検査機器(HRUS)》
- 境界不明瞭．被膜なし．
- 腫瘍細胞間に取り残された膠原線維が真皮と同程度のエコーレベルで網目状構造を形成する．
- 網目状構造内は細胞質の豊かな大型細胞を蜂巣状，柵状に存在するため比較的均一な低エコー領域となる．

12. 悪性リンパ腫(びまん性大細胞B細胞リンパ腫)

KEYWORD 高齢者,硬い,常色から紅色,境界明瞭,被膜なし

- 高齢者の女性に多い.下肢に多く,それ以外はまれ.
- 表面平滑で急速に増大する常色から紅色結節.
- 進行が早く,早期から皮膚以外へも浸潤する.
- 真皮内に centroblast 由来の大型異型リンパ球がびまん性に成長.
- 超音波検査:
  - 境界比較的明瞭.明らかな被膜は認めない.
  - 周囲は比較的低エコーで,一部では鋸歯状に浸潤.
  - 周囲の血流増加と中心から放射状に血流の増加あり.
- 高周波超音波検査機器(HRUS):
  - 周囲低エコーで,血流の多いやや高エコーな領域が鋸歯状に周囲組織に浸潤している.
  - 境界は不明瞭.

■ 臨床像

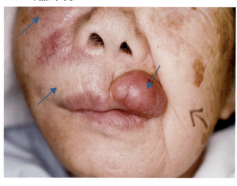

● 臨床像のポイント
- 皮膚に癒合する紡錘形または索状の硬結.
- 常色から紅色の多発癒合する硬結.
- 炎症を伴うことが多い.
- 表皮から隆起する部位は紅色.

《鑑別診断》
- 皮膚線維腫
- 隆起性皮膚線維肉腫
- 転移性皮膚腫瘍
- 脂肪腫
- 臀部慢性膿皮症
- 急性汗腺炎

■ 超音波画像

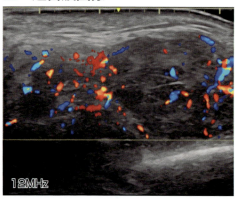

● 外郭
- 周囲に対して境界明瞭,低エコー領域あり.
- 腫瘍外郭には薄い高エコーの被膜様構造を認める.

● 内部
- 内部血流を認める.
- 腫瘍辺縁部は真皮と等エコーまたはやや低エコー.
- 腫瘍中心部はやや高エコーの斑状構造から索状構造物が放射状に出ている.リンパ節の髄索を思わせる.

《各論》Ⅰ. 皮下腫瘍-B. 充実性病変

■ 病理組織による診断の裏付け

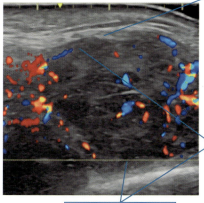
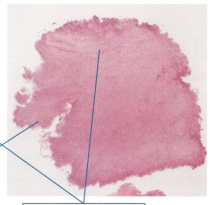

線維性の構造物に被包
高エコーな被膜様構造として描出

周囲の組織に向かって鋸歯状に成長している

周辺は低エコーで内部は周囲より高エコー

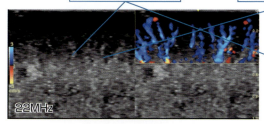
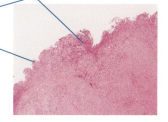

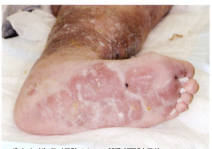

びまん性B細胞リンパ腫(下肢型)

- ●腫瘍内部(高エコー領域)
  - ・真皮内に centroblast 由来の大型異型リンパ球がびまん性に成長.
- ●腫瘍内部(低エコー領域)
  - ・境界比較的明瞭. 明らかな被膜は認めない.
  - ・周囲は比較的低エコーで, 一部では鋸歯状に浸潤.
  - ・周囲の血流増加と中心から放射状に血流の増加あり.
  - ・上皮成分を表している.
  - ・筋上皮細胞の結節状増殖は斑状の低エコー領域.
  - ・管状構造は索状の低エコー領域.

| POINT◆ 病理との対比 |

《超音波》
- ●USとHRUSの違い:周囲との境界は比較的明瞭に見える. 被膜状に見えるのは圧排された周囲の膠原線維.

《高周波超音波検査機器(HRUS)》
- ●実際に組織ではリンパ球が鋸歯状に周囲の組織に浸潤しており, HRUSではそれをとらえることができるため, 境界は不明瞭で鋸歯状になる.

《各論》I．皮下腫瘍-B．充実性病変

13．副乳

> **KEYWORD** 腋窩，境界不明瞭な硬結，月経周期，不整形の低エコー領域
>
> - 乳頭，乳輪を伴うものから，皮下の硬結だけのものまで様々．
> - 腋窩の硬結として来院する患者が多い．月経周期で痛みを伴う場合あり．
> - 真皮深層，皮下に結合織の増生がある．
> - 結合織内には大小の管腔が集簇している．
> - 超音波検査：皮下脂肪織内に境界不明瞭で不整形の低エコーな領域．
> - 高周波超音波検査機器(HRUS)：真皮深層から皮下脂肪織内に周囲が高エコーで，内部に不整形の低エコー領域を伴う境界不明瞭な不整形領域を認める．
> - MRIではT1，T2画像とも脂肪抑制画像で境界不明瞭なhighとなる．

■ 臨床像

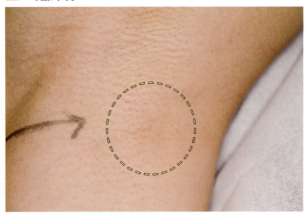

- ●臨床像のポイント
  - ・皮膚に癒合する軟かい境界不明瞭な結節．
  - ・月経時に腫張する．
- 《鑑別診断》
  - ・粉瘤
  - ・脂肪腫
  - ・汗腺炎後の瘢痕
  - ・毛の迷入

■ 超音波画像

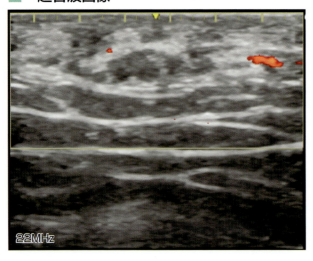

- ●外郭
  - ・境界不明瞭．壁なし．
- ●内部
  - ・周囲の正常脂肪の脂肪隔壁に比べて，厚く不整形の高エコーと低エコーが混在する．
  - ・周囲と内部に結合織の増生を表す不整形の高エコーがあり内部に腺及び腺腔を表す低エコーを認める．
  - ・周囲を高エコー領域に囲まれた内部に不整形の低エコー領域を認める．

《各論》I. 皮下腫瘍-B. 充実性病変

■ 病理組織による診断の裏付け

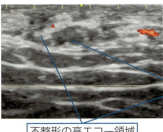
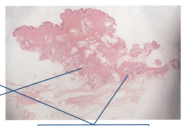

不整形の高エコー領域
結合織の増生

内部の不整形低エコー
乳腺，乳管の拡張

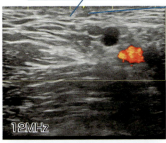
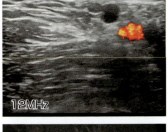
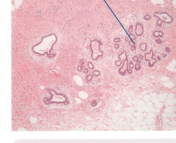

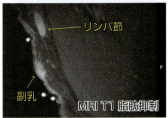

リンパ節

副乳

MRI T1 脂肪抑制

- 月経時の痛みで受診する人が多く，手術については本人の希望を重視する．
- 乳癌発生率は低いが注意が必要．特に血流が多い片側性の場合は要注意．

POINT◆ 病理との対比

《病　理》
- 真皮深層，皮下に結合組織の増生がある．
- 結合織内には大小の管腔が集簇している．

《超音波》
- 脂肪織内に周囲と違った不整形の低エコー領域を認める．

《高周波超音波検査機器（HRUS）》
- 真皮から皮下脂肪織内に境界不明瞭で不整形の高エコー領域を周囲に伴った不整形の低エコー領域を認める．
- 月経周期により，腫大したときは血流が増加する場合があるが，通常，他の脂肪織と比して血流の増加はない．
- 月経周期による拡張がないときは低エコー領域が小さくなり，他の脂肪織との判別が困難になる場合がある．

《その他》
- 女児，男児の成長過程で親が子の乳頭部の皮下硬結に気づき，受診することが多い．超音波では乳腺の腫大であり，血液検査で感染が否定されれば1ヵ月程度の経過観察で縮少する場合が多い．

14. 転移性腫瘍
a. 皮内（胃癌[鎧状癌]）

KEYWORD 硬い結節，癌の既往，境界不明瞭，血流増加

- 癌の既往．
- 硬い結節．多発する場合あり．
- 病理：皮膚と連続しない細胞集塊．原発巣の性状に類似した組織．
- 転移した癌種と形態により超音波検査，HRUS とも様々な形態を示す．
- 超音波検査：
  - 境界明瞭．後方エコーは低エコー，内部血流あり．
  - 石灰化が進んだものは音響陰影を伴う．
- 高周波超音波検査機器(HRUS)：
  - 境界不明瞭．
  - 好塩基性細胞や石灰化の弱い部位は低エコー領域に，石灰化の強い部位は高エコー領域で，点状・巣状の高エコースポット．

■ 臨床像

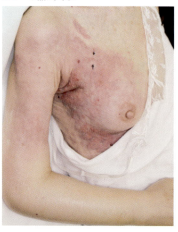
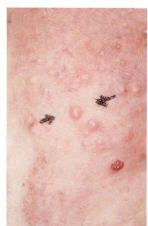

● 臨床像のポイント

孤立性の淡紅色から赤色の硬い結節．

《鑑別診断》
- 神経線維腫
- 帯状疱疹
- サルコイドーシス
- B細胞リンパ腫

■ 超音波画像（22MHz）

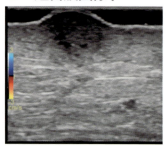
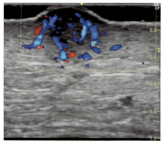

● 外郭

視診，触診，通常の超音波検査では比較的明瞭にとらえられる HRUS では周囲の組織との境界は比較的明瞭，周囲組織との接続領域はやや低エコー．

● 内部

低エコー領域．血流の増加あり．

■ 病理組織による診断の裏付け

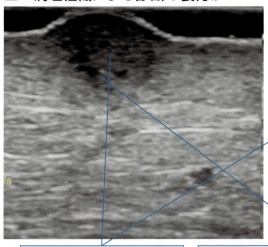
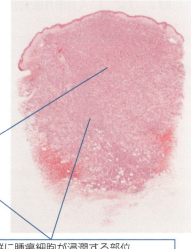

取り残された横走する膠原線維は線状の高エコーを示す

毛包に沿って縦に腫瘍細胞が浸潤する部位．細胞の集簇部位，膠原線維欠損部位は低エコー領域

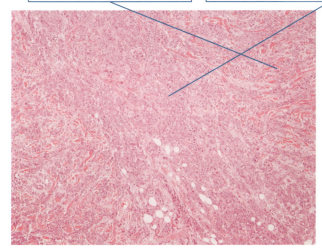

- ●腫瘍内壁

  外毛根鞘嚢腫では粉瘤に比して嚢腫壁の凹凸が大きく，波立つように見える．

- ●腫瘍内部

  ・石灰化上皮腫と異なり，外毛根鞘嚢腫では初期から内部の血流はない．
  ・12MHzでは境界が比較的明瞭で均一な結節に見えるが，22MHzでは境界が不明瞭で不均一な腫瘍としてとらえられ，腫瘍が周囲に浸潤していることが分かる．

POINT ◆ 病理との対比

《病 理》

- ●皮膚と連続しない細胞集塊．原発巣の性状に類似した組織．

《高周波超音波検査機器（HRUS）》

- ●腫瘍との境界は不明瞭．周囲への浸潤が疑われる．周囲組織との接続領域は炎症による浮腫でやや低エコー．
- ●内部は腫瘍細胞が主体のため，低エコー領域．
- ●毛根など横走する膠原線維が欠損した部位や腫瘍細胞の集塊を形成する部位は低エコー領域．
- ●横走する膠原線維が取り残された部位には線状の高エコーあり，周囲組織を圧排するのではなく組織間に浸潤していることが疑われる．

14. 転移性腫瘍
b. 皮下（肺腺癌）

| KEYWORD | 同時多発，癌の既往，硬い結節，血流増加 |

- 悪性腫瘍の既往．
- 時に痛みを伴い，比較的急速に大きくなる．
- 同時に多発する場合あり．
- 病理では比較的境界明瞭な細胞集塊．
- 超音波検査：比較的境界明瞭な低エコー．
- 高周波超音波検査機器(HRUS)：
  - 境界は一見比較的明瞭にみえるが，周囲に向かって棘状の突起がみられ，境界も分かりにくい．
  - 内部は細胞成分が多いため低エコー，周囲の脂肪織と連続する形で高エコーの部位があり，正常組織間に浸潤していることが疑われる．
  - 周辺部は周囲組織の圧に抗するため細胞成分が密でより低エコー．

■ 臨床像

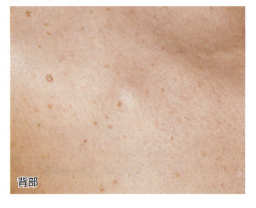

背部

● 臨床像のポイント
- 皮下に硬い結節．
- 時に，圧痛あり．
- 発赤などはない．

《鑑別診断》
- 脂肪腫
- 血管脂肪腫
- 神経鞘腫
- 線維腫
- 血管平滑筋腫

■ 超音波画像

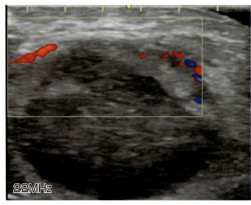

22MHz

● 外郭
- 境界は一見比較的明瞭にみえるが，周囲に向かって棘状の突起がみられ，境界も分かりにくい．
- 周囲にやや低エコーで不整形の領域．

● 内部
- 内部は不均一な低エコー領域．
- 内部に血流を認める．
- 本症例では上部に取り残された脂肪織による高エコー，中央に取り残された膠原線維による線状の高エコー．

《各論》I．皮下腫瘍-B．充実性病変

■ 病理組織による診断の裏付け

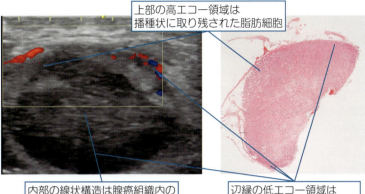

上部の高エコー領域は播種状に取り残された脂肪細胞

内部の線状構造は腺癌組織内の膠原線維や腺管構造

辺縁の低エコー領域は腫瘍細胞の密度が高い部位

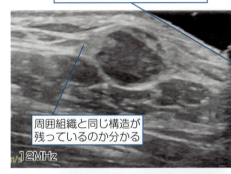

周囲組織と同じ構造が残っているのか分かる

12MHz

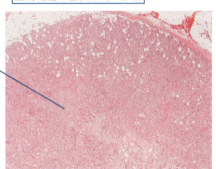

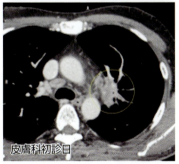

皮膚科初診日

CTにて肺癌多発転移が疑われた

- ●腫瘍内部外周
  - ・脂肪細胞がとり残された部位は高エコー．
  - ・腫瘍細胞が周囲を圧排する部位は低エコー．
- ●腫瘍内部
  - ・腺管構造内の取り残された膠原線維などにより線状の高エコーあり．

┃┃POINT◆ 病理との対比┃┃

《病　理》
- ●境界明瞭な細胞集塊．

《高周波超音波検査機器（HRUS）》
- ●境界は一見比較的明瞭．内部は細胞成分が多いため低エコー．
- ●周辺部は孤立性に残された脂肪細胞集塊は高エコー．
- ●周囲組織の圧に抗するため細胞成分が密となった外周はより低エコー．
- ●腫瘍内部は腺管構造内に取り残された膠原線維などによる線状の高エコーあり．
- ●周囲の構造が腫瘍内にも残されているということは腫瘍細胞が組織間を浸潤する腫瘍であることが分かる．

《各論》I．皮下腫瘍-B．充実性病変

15．耳下腺腫瘍

> **KEYWORD** 耳前部，耳介下部，皮下に癒合，皮下腫瘍との鑑別
>
> ●粉瘤や脂肪腫などの診断で紹介される例が多いので注意．
> ●中高年の男性に多い．
> ●皮下に癒合し，皮膚とは可動性を有する．
> ●最も多いのは多形腺腫，次が Warthin 腫瘍．

■ 臨床像

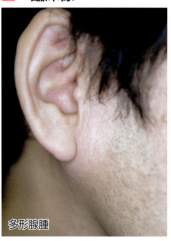
多形腺腫

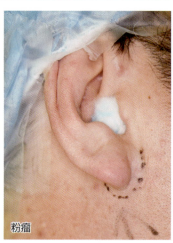
粉瘤

●臨床像のポイント
・皮下に癒合する球形の硬い結節．
・耳介部または耳介下部にある．

《鑑別診断》
・粉瘤
・脂肪腫
・リンパ節腫脹
・蜂窩織炎

■ 超音波画像

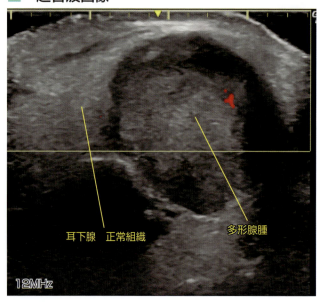
耳下腺　正常組織　　　多形腺腫
12MHz

●外郭
・良性腫瘍は比較的境界明瞭．
・真皮，脂肪織に腫瘤があるのではなく，耳下腺内に腫瘤があることが重要．
・境界不明瞭なものは悪性を考慮．

●内部
・多形腺腫：比較的均一．
・Warthin 腫瘍：嚢腫部は均一．充実部は不均一，血流増加あり．
・血流の多い，不均一な場合は悪性を考慮．

《各論》I. 皮下腫瘍-B. 充実性病変

■ MRIによる診断の裏付け

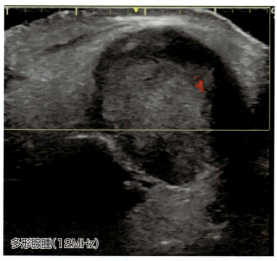
多形腺腫(12MHz)

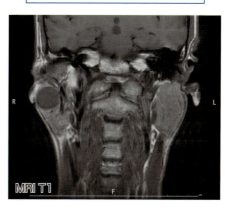
MRI T1

超音波：凹凸があり，不均一な腫瘍
MRI T1：周囲の脂肪織より低信号
T2：低信号の被膜を持つ高信号

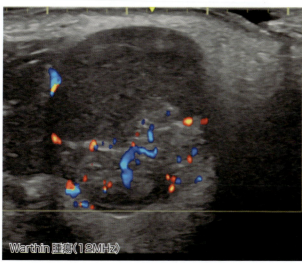
Warthin 腫瘍(12MHz)

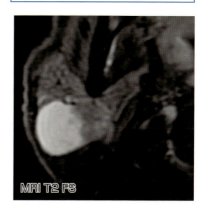
MRI T2 FS

喫煙高齢男性，耳下腺下極に多い
超音波：囊胞を伴い，乳頭腫状に増殖
MRI：T2 強調像で均一高信号

POINT◆ 病理との対比

《重要ポイント》
　メスを入れる前に超音波などの画像診断で耳下腺腫瘍であることを正しく診断することが重要．確実に耳鼻科などに紹介する．

《病　理》
- 多形腺腫：上皮細胞の増殖に加え，粘液腫様成分，軟骨成分など多様な形態を有す．
- Warthin 腫瘍：円形の囊胞形成．充実部の小囊胞．

《超音波（高周波超音波検査機器：HRUS）》
- 粉瘤と鑑別が重要：囊腫様構造もあるが，皮膚との連続性がなく，皮下筋膜下にある．
- 多形腺腫：境界明瞭で内部は比較的均一，血流の増加はない．
- Warthin 腫瘍：囊胞部は境界明瞭で，円形に近く，内部は均一な低エコー領域．充実部は小囊胞などの低エコー領域を含み，血流増加あり．

《各論》Ⅰ．皮下腫瘍−B．充実性病変

16．異物

> **KEYWORD** 四肢，痛みや感染を伴って受診，異物の認識がない場合がある
>
> - 四肢，特に手指に多い．異物刺傷の認識がある場合が多い．
> - 皮内に腫脹があり，圧痛点，炎症を伴うものも多い．
> - 画像診断は超音波検査，単純Ｘ線，CT，MRIの順に行う．
> - 超音波検査：金属，ガラス，木片などすべてに有効．異物を長軸で描出することが重要．
> - 単純Ｘ線，CT：金属片の確認に有効．
> - MRI：技術によらず，描出可能．金属片では熱損傷をきたすので使用しない．微小な異物の描出率は高周波超音波検査におよばない．

■ 診断手順

- 発症前後の行動などの詳細な問診と画像診断が必要である．
- 画像診断については超音波検査，単純Ｘ線，CT，MRIの順で行う．
- **超音波検査**：真皮および皮下組織の異物に関しては金属，ガラス，木片を含めて鋭敏である．特に，22MHz以上の高周波超音波検査機器では数ミリ程度の異物も確認できる．
- **単純Ｘ線**：木片など植物性異物は急性期にはX線透過性が高いため，画像所見は陰性となり，見落とされやすい．
- **CT**：木片が受傷直後はlow densityで検出されるが，およそ10日を過ぎるとhigh densityとなる．
- **MRI**：小さい木片なども確認でき，超音波検査と違い，術者による差が出ない点，客観的な数値で異常を確認できる点で重要である．MRI検査を行うにあたって異物が金属ではないかどうかを単純Ｘ線，CTなどで確認する必要がある．金属片の場合に熱損傷をきたす可能性があるからである．

■ 超音波画像

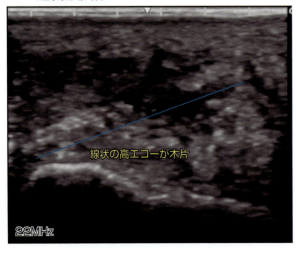

- **臨床像のポイント**
  - 痛みで受診することが多い．外傷歴から異物も疑う．
  - 皮下に腫脹，時に索状の硬結．
  - 炎症を伴うことが多い．
- 《鑑別診断》
  - 炎症性粉瘤
  - フルンケル
  - デュプイトラン拘縮
  - ガングリオン
  - 血管腫

《各論》Ⅰ．皮下腫瘍-B．充実性病変

■ 超音波，単純X線，MRI

高周波超音波検査(22MHz)

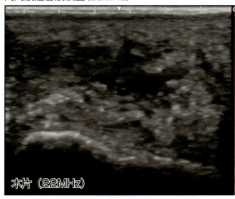

木片（22MHz）

金属片をとらえる目的で検査する
木片は描出されない

圧痛点と血流の増加を手掛かりに探す．
プローベと木片を平行にすることが重要

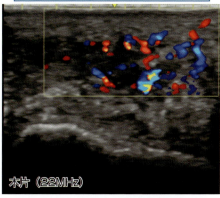

木片（22MHz）

技術の差がなく描出されるが異物の長軸方向に
対して平行に切れないと分かりづらい

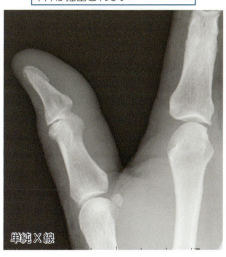

単純X線

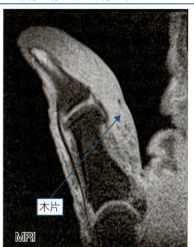

木片

MRI

POINT◆ 診断のポイント

《診断手順》
- 発症前後の行動などの詳細な問診と画像診断が必要である．
- 画像診断については超音波検査，単純X線，CT，MRIの順で行う．

《超音波（高周波超音波検査機器：HRUS）》
- 金属，ガラス，木片など多くの物質に鋭敏である．
- 圧痛点と血流の増加を手掛かりに，物質を長軸で描出することが重要．

《単純X線，CT》
- 金属片の描出に有効．木片は透過性が高いため難しい．

《MRI》
- 術者の差がなく有効．微小病変の描出はHRUSにおよばない．金属片の場合は熱損傷をきたす可能性があるため，事前に単純X線，CTなどで確認する．

《各論》 Ⅱ．皮膚腫瘍

《各論》Ⅱ．皮膚腫瘍

1. 色素性母斑
a. Unna 母斑

> **KEYWORD** 体幹，隆起性，直径 1cm 前後，顆粒状
>
> - 主に体幹．直径 1cm 前後の隆起する無茎・有茎性の結節．
> - 色調は黒，褐色あるいは皮膚色で，表面顆粒状あるいは乳頭腫状の結節．
> - 外方向性の隆起性病変．有茎性でポリープ状になることがある．
> - 母斑細胞は皮膚表面から隆起部の真皮浅層に限局する．
> - 高周波超音波検査機器(HRUS)：
>   ・母斑細胞の集塊は低エコー，超音波と直行する膠原線維は高エコー．
>   ・表面は乳頭腫間の裂隙に残る air によりキラキラした泡状の高エコーを認める．
>   ・母斑細胞の低エコー領域は表皮から真皮浅層までで，深層に至らない．
>   ・内部にはわずかに血流を認める．

■ 臨床像

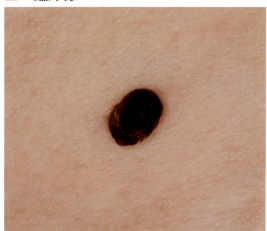

> ● 臨床像のポイント
> 黒色，褐色あるいは皮膚色で，表面顆粒状あるいは乳頭腫状の隆起性の結節．時に有茎性，ポリープ状．
>
> 《鑑別診断》
> ・脂漏性角化症
> ・悪性黒色腫
> ・軟線維腫

■ 超音波画像

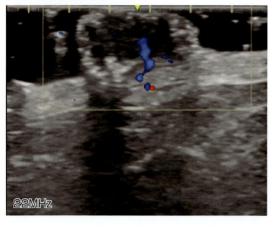

> ● 外郭
> ・境界明瞭．
> ・真皮側に被膜なし．
> ・外郭部は真皮と同程度のエコー．
> ・綿花状の高エコースポットあり．
>
> ● 内部
> ・母斑細胞の集塊は低エコー領域．
> ・島状にやや高エコー領域を混じる．
> ・低エコー領域は表皮から真皮浅層で，深層に至らない．

《各論》Ⅱ．皮下腫瘍

■ 病理組織による診断の裏付け

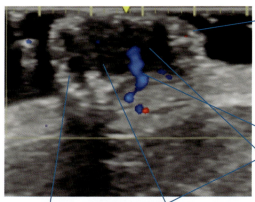

陥凹部の air がキラキラした泡状に見える

毛包部は低エコー

母斑細胞の集塊は低エコー領域 真皮深層には及ばない

膠原線維は真皮と同程度のエコー

内部に血流を認める

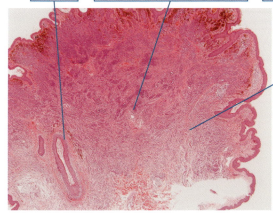

● 腫瘍内部（高エコー領域）
・間質の膠原線維成分を表している．
・超音波に直行する膠原線維は真皮と同程度のエコーになり，周囲よりも高エコーになる．
・超音波と直行する高エコーが膠原線維．

POINT◆ 病理との対比

《病理》
- 色調は黒，褐色あるいは皮膚色で，表面顆粒状あるいは乳頭腫状の結節．
- 外方向性の隆起性病変．有茎性でポリープ状になることがある．
- 母斑細胞は皮膚表面から隆起部の真皮浅層に限局する．

《高周波超音波検査機器（HRUS）》
- 母斑細胞の集塊は低エコー領域を形成する．
- 超音波と直行する膠原線維は高エコーの索状構造．
- 表面は乳頭腫間の裂隙に残る air によりキラキラした泡状の高エコーを認める．
- 母斑細胞の低エコー領域は表皮から真皮浅層までで、深層に至らない．
- 内部にはわずかに血流を認める．

1. 色素性母斑
b. Miescher母斑

KEYWORD 顔面，光沢，軟毛，境界明瞭，対称性，逆三角形

- 顔面に多く，頭部にもみられる．
- 色調は黒，褐色，皮膚色の境界明瞭な1cm未満の結節．
- 表面平滑で光沢を有することが多く，多数の軟毛を伴うことも特徴．
- 母斑細胞は皮膚表面から真皮網状層，皮下脂肪織にいたる．
- 真皮内病変の全体像はしばしば逆三角形を呈する．
- 病変内には多数の毛包脂腺系構造が存在することが多い．
- 高周波超音波検査機器(HRUS)：
  - 母斑細胞の集塊は低エコー領域．
  - 脂腺，脂肪細胞を多く有する場合は高エコーを呈する．
  - 真皮内の形態は対称性で逆三角形を呈することが多い．

■ 臨床像

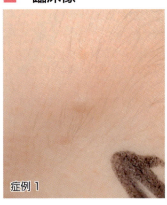
症例1

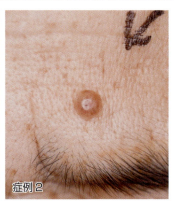
症例2

● 臨床像のポイント
- 常色から橙色の小結節．
- 表面平滑で光沢を有することが多く，多数の軟毛を伴うことも特徴．

《鑑別診断》
- 神経線維腫
- 粉瘤
- 皮膚線維腫
- 有棘細胞癌

■ 超音波画像

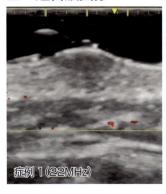
症例1(22MHz)

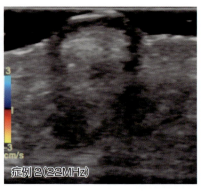
症例2(22MHz)

● 外郭
- 境界比較的明瞭．
- 逆三角形．

● 内部
- 母斑細胞は低エコー領域を形成する．
- 内部に取り残された脂肪細胞や脂腺細胞がある場合は高エコーになる．

《各論》Ⅱ. 皮下腫瘍

■ 病理組織による診断の裏付け

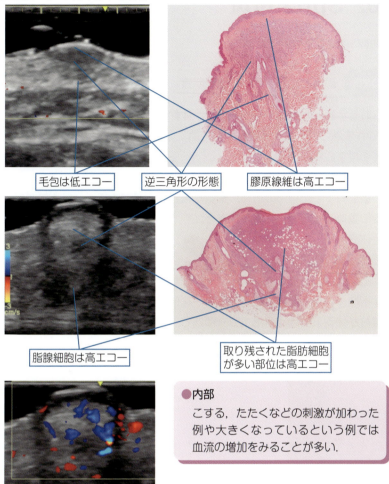

●内部
こする，たたくなどの刺激が加わった例や大きくなっているという例では血流の増加をみることが多い．

POINT◆ 病理との対比

《病理》
- ●母斑細胞は皮膚表面から真皮網状層，皮下脂肪織に至る．
- ●真皮内病変の全体像はしばしば逆三角形を呈する．
- ●病変内には多数の毛包脂腺系構造が存在することが多い．

《高周波超音波検査機器（HRUS）》
- ●母斑細胞の集塊は低エコー領域．
- ●毛包は低エコー，超音波に直行する膠原線維は高エコー．
- ●脂腺，脂肪細胞を多く有する場合は高エコーを呈する．
- ●真皮内の形態は対称性で逆三角形を呈することが多い．

《各論》Ⅱ．皮膚腫瘍

1．色素性母斑
c．Spitz 母斑

KEYWORD 顔面，光沢，軟毛，境界明瞭，対称性，逆三角形

- 少年を含む若年者に好発し，顔面，四肢，体幹に出現．
- 通常，1cm 未満の淡紅色〜赤褐色の小結節で，周囲との境界は明瞭．
- 時に鱗屑を付すことがある．
- 境界型，複合型，真皮型がある．
- 楕円形の核を有する紡錘形の紡錘形細胞と核と細胞質が大きく，細胞質が好酸性に染色され上皮に類似する類上皮細胞とがある．
- 病変は全体的に逆三角形．
- 高周波超音波検査機器(HRUS)：
  ・境界明瞭な低エコー領域．
  ・角層は不均一．類上皮細胞の胞巣は均一な低エコー領域．
  ・膠原線維が残る下部はやや高エコー領域で，顕著な血流増加あり．

■ 臨床像

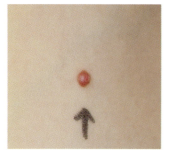

● 臨床像のポイント
1cm 未満の淡紅色〜赤褐色の小結節で，周囲との境界は明瞭
《鑑別診断》
・血管腫
・血管拡張性肉芽腫
・悪性黒色腫
・有棘細胞癌

■ 超音波画像

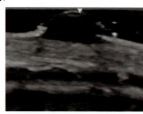 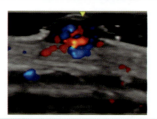

● 外郭
　・境界比較的明瞭
　・角層の錯角化，過角化を表す高エコーは肥厚，消失があり，不均一
● 内部
　・低エコー領域，類上皮細胞が密な胞巣形成する外側はより低エコー領域．
　・中心部の細胞間に膠原線維が残る部位はやや高エコー．
　・血流は逆三角形の下方の頂点を中心に増加している．

病理組織による診断の裏付け

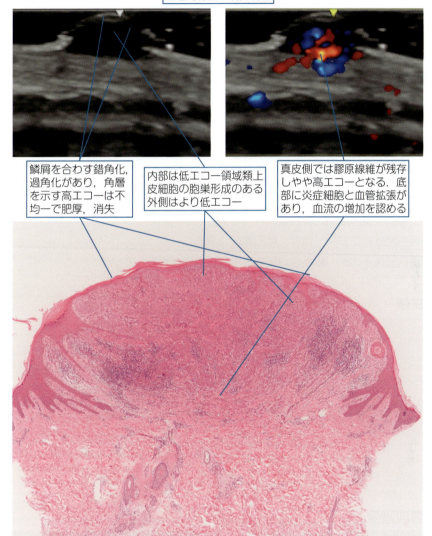

| POINT ◆ 病理との対比 |

《病　理》
- 境界型，複合型，真皮型がある．
- 楕円形の核を有する紡錘形の紡錘形細胞と核と細胞質が大きく，細胞質が好酸性に染色され上皮に類似する類上皮細胞とがある．
- 病変は全体的に逆三角形を呈する．

《高周波超音波検査機器(HRUS)》
- 境界明瞭な低エコー領域．
- 角層は不均一．類上皮細胞の胞巣は均一な低エコー領域．
- 膠原線維が残る下部はやや高エコー領域で，顕著な血流増加あり．

2. 悪性黒色腫

> **KEYWORD**　非対称，色むら，境界不明瞭，低エコー，内部不均一，血流増加
>
> - ABCDE：Asymmetry, Border, Color, Diameter, Evolving. 非対称性，滲み出し，色むら，急激な拡大，変化.
> - 壊死や潰瘍を呈することがある.
> - 側方，下方の境界は不明瞭. 内部の蜂巣も互いに癒合し境界不明瞭.
> - 真皮を下方に向かう成熟化現象はなく，メラニンを含め内部は不均一.
> - 高周波超音波検査機器(HRUS)：
>   ・非対称，不整な形態. 境界は側方，下方とも不明瞭.
>   ・腫瘍細胞は低エコー，角質・膠原線維は高エコー.
>   ・腫瘍内部は不均一，膨隆性増殖部を中心に血流が増加している.

■ 臨床像

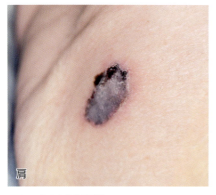
肩

●臨床像のポイント
非対称性で，色素は不均一で滲み出しなどがある.
《鑑別診断》
・先天性色素性母斑
・色素性母斑
・脂漏性角化症
・基底細胞癌

■ 超音波画像

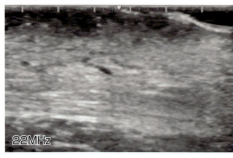
22MHz

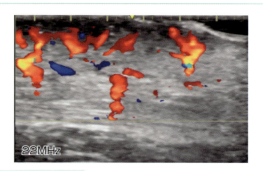
22MHz

● 外郭
　境界不明瞭. 不整形.
● 内部
　・母斑細胞の集塊は低エコー領域.
　・角層は高エコー，血流は下部から内部まで増加している.

■ 病理組織による診断の裏付け

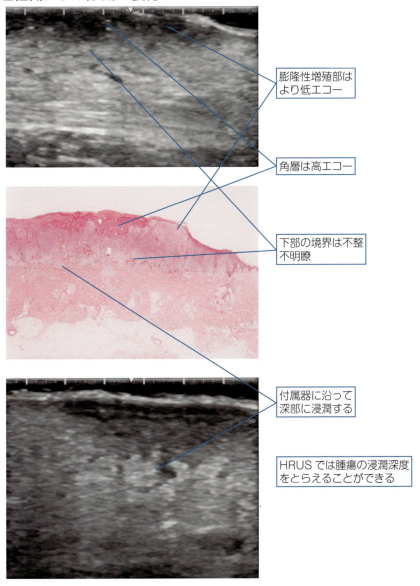

膨隆性増殖部はより低エコー

角層は高エコー

下部の境界は不整不明瞭

付属器に沿って深部に浸潤する

HRUSでは腫瘍の浸潤深度をとらえることができる

POINT◆ 病理との対比

《病　理》
- 側方，下方の境界は不明瞭．
- 真皮を下方に向かう成熟化現象はなく，蜂巣は互いに癒合し境界不明瞭．
- 下方への成熟減少もなく，メラニンの分を含め，不均一，非対称．

《高周波超音波検査機器（HRUS）》
- 非対称，不整な形態．周囲の細胞間に浸潤するため境界は側方，下方とも不明瞭．
- 腫瘍細胞は低エコー，角質・膠原線維は高エコー．
- 腫瘍内部は不均一，膨隆性増殖部を中心に血流が増加している．

《各論》Ⅱ．皮膚腫瘍

3. 脂漏性角化症
a. 通常型

KEYWORD　30〜60歳，正常色から紅色・黒褐色，境界明瞭，被膜なし

- 壮年以降の顔面，頭部，体幹などの疣贅状結節．
- 直径2cm程度までの左右対称，境界明瞭な淡褐色から黒色までの結節．
- 基底細胞様細胞と有棘細胞様細胞の増殖．
- 腫瘍底はほぼ平坦で，表皮表面よりも上に増殖する．
- 偽角質嚢腫．
- 高周波超音波検査機器(HRUS)：
  - 腫瘍の境界は比較的明瞭．
  - 基底細胞様細胞，有棘細胞様細胞は表皮細胞層より低エコー．
  - 偽角質嚢腫は綿花状の高エコースポット．
  - 腫瘍は表皮細胞層より深部に進展しない．
  - 腫瘍に血流の増加はない．炎症細胞の浸潤がある場合は腫瘍下方に血流を認める．

■ 臨床像

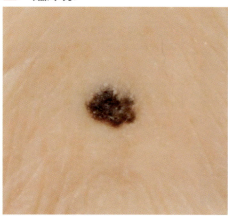

- 臨床像のポイント
  淡褐色から黒色の結節．表面は光沢のある顆粒状を示す．

《鑑別診断》
- 色素性母斑
- 基底細胞癌
- 悪性黒色腫
- 有棘細胞癌

■ 超音波画像

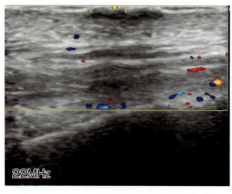

- 外郭
  - 境界明瞭，被膜なし．
  - 周辺の血流増加なし．
  - 上部は角化が強く高エコー．
- 内部
  - 表皮細胞層に比して，低エコー．
  - 内部に偽角質嚢腫を表す綿花状の高エコースポットを認める．
  - 内部の血流増加なし．

■ 病理組織による診断の裏付け

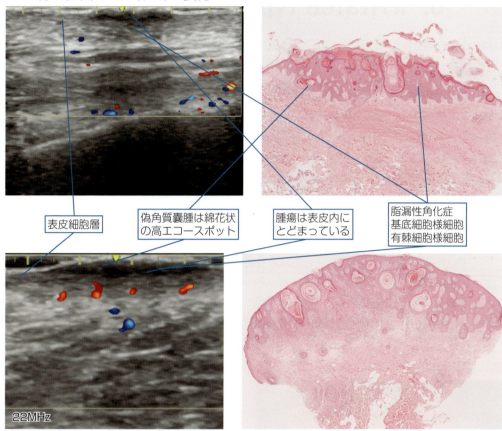

表皮細胞層 / 偽角質嚢腫は綿花状の高エコースポット / 腫瘍は表皮内にとどまっている / 脂漏性角化症 基底細胞様細胞 有棘細胞様細胞

●腫瘍
- 対称性．
- 深部はほぼ表皮細胞層に収まり，腫瘍は上方に進展している．
- 腫瘍下方に正常真皮と同程度のエコー領域が残っている．

POINT◆ 病理との対比

《病理》
- ●基底細胞様細胞と有棘細胞様細胞の増殖．
- ●腫瘍底はほぼ平坦で，表皮表面よりも上に増殖する．
- ●偽角質嚢腫．

《高周波超音波検査機器（HRUS）》
- ●腫瘍の境界は比較的明瞭．
- ●基底細胞様細胞，有棘細胞様細胞は表皮細胞層より低エコー．
- ●偽角質嚢腫は綿花状の高エコースポット．
- ●腫瘍は表皮細胞層より深部に進展しない（pencil-line より上にある）．
- ●腫瘍に血流の増加はない．炎症細胞の浸潤がある場合，腫瘍下方に血流を認める．

《各論》Ⅱ. 皮膚腫瘍

3. 脂漏性角化症
b. irritated type

KEYWORD 中年以降，腫瘍底は表皮細胞層より上，偽角質嚢腫

- 中年以降の顔面，頭部，体幹などの疣贅状結節.
- 直径2cm程度までの左右対称，境界明瞭な淡褐色から黒色までの結節.
- 基底細胞様細胞と有棘細胞様細胞の増殖.
- 腫瘍底はほぼ平坦で，表皮表面よりも上に増殖する.
- 偽角質嚢腫.
- 高周波超音波検査機器(HRUS)：
  - 腫瘍の境界は比較的明瞭.
  - 基底細胞様細胞，有棘細胞様細胞は表皮細胞層より低エコー.
  - 偽角質嚢腫は綿花状の高エコースポット，裂隙間のairは輝点.
  - 腫瘍は表皮細胞層より深部に進展しない.
  - squamous eddyなど成長過程のある部位では腫瘍内にも血流の増加あり.

■ 臨床像

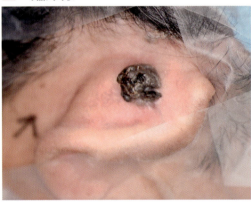

● 臨床像のポイント
- 角化を有する褐色〜墨色の結節.
- 表面は光沢のある顆粒状を示す.
- 周囲に紅斑を伴うことが多い.

《鑑別診断》
- 色素性母斑
- 基底細胞癌
- 悪性黒色腫
- 有棘細胞癌

■ 超音波画像

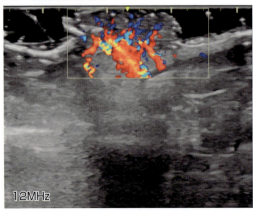

12MHz

● 外郭
- 境界明瞭，被膜なし.
- 周辺と下方に血流増加を伴う.
- 上部は角化が強く高エコー.

● 内部
- 表皮細胞層に比して，低エコー.
- 内部に偽角質嚢腫を表す綿花状の高エコースポットを認める.
- 内部の血流増加なし.

■ 病理組織による診断の裏付け

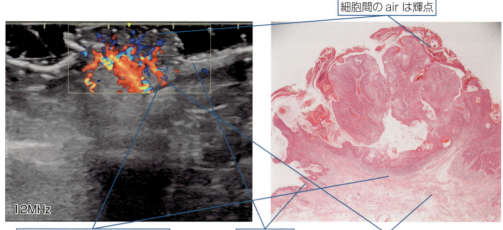

細胞間の air は輝点

腫瘍は表皮内にとどまっている

表皮細胞層

血管拡張 血流増加

squamous eddy などを形成し，細胞増殖部では腫瘍内血流も増加している

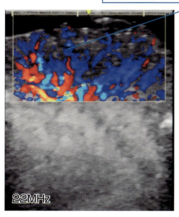

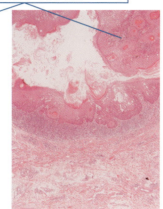

● 脂漏性角化症(irritated type)

通常の脂漏性角化症は血流増加を伴わないが irritated type では炎症に伴う血流増加を下方に認める．有棘細胞癌と違い，腫瘍の下方への伸展はない．

POINT◆ 病理との対比

《病　理》
- 基底細胞様細胞と有棘細胞様細胞の増殖．
- 腫瘍底はほぼ平坦で，表皮表面よりも上に増殖する．
- 偽角質囊腫．

《高周波超音波検査機器(HRUS)》
- 腫瘍の境界は比較的明瞭．
- 基底細胞様細胞，有棘細胞様細胞は表皮細胞層より低エコー．
- 偽角質囊腫は綿花状の高エコースポット，裂隙間の air は輝点になる．
- 腫瘍は表皮細胞層より深部に進展しない．
- squamous eddy など成長過程のある部位では腫瘍内にも血流の増加あり．

《各論》Ⅱ．皮膚腫瘍

4．日光角化症

KEYWORD 高齢者，露光部，鱗屑，紅色局面，角層高エコー，表皮低エコー

- 高齢者の日光曝露部位（顔面，耳介，前腕伸側，手背など）に好発．
- 鱗屑を付着する平坦からやや隆起する紅色局面．
- 角化が著しい場合は皮角を形成する．
- 著しい過角化と表皮肥厚あり，病変下部の真皮には帯状の solar elastosis．
- 基底層近傍に限局した異型細胞．異型細胞は毛嚢，汗孔部を避ける．
- 高周波超音波検査機器（HRUS）：
  ・境界は不明瞭．表皮内の浮腫がある部位は低エコー領域になっている．
  ・pink and blue sign のある症例では表皮の高エコー，低エコーが交互に配列する．
  ・真皮内の solar elastosis は不均一な低エコー領域．
  ・炎症を伴う症例では表皮に向かう血流が増加している．

■ 臨床像

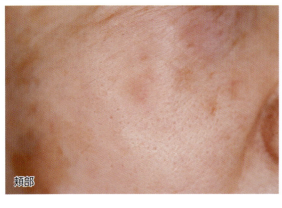
頬部

● 臨床像のポイント
・常色から橙色，褐色の局面．
・表皮肥厚を伴い，疣状，偽癌性増殖を示す場合あり．
・局面内にびらんや角化を伴う結節を伴うこともある．

《鑑別診断》
・脂漏性角化症
・Bowen 病
・脂漏性皮膚炎
・粉瘤
・皮膚線維腫
・有棘細胞癌

■ 超音波画像

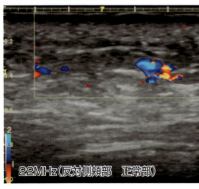
22MHz（反対側頬部　正常部）

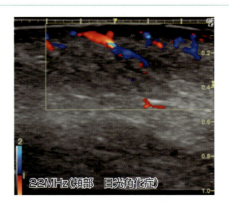
22MHz（頬部　日光角化症）

《各論》Ⅱ．皮下腫瘍

■ 病理組織による診断の裏付け

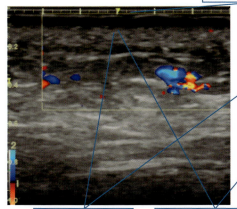
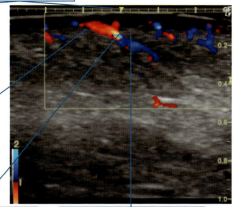

角層が正常部に比して
はっきりと描出される

正常部に比して
表皮への血流が増加

病変部の表皮は浮腫を
伴うため，やや低エコー

solar elastosis のある真皮は
やや低エコーで不均一

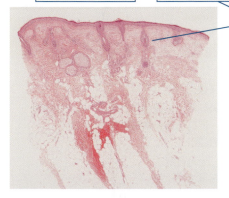
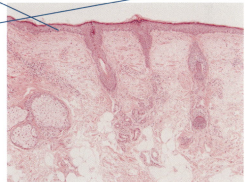

●角層
　pink and blue sign のある症例では角層に高エコー，低エコーが交互に配列する．

●内部
　・表皮層は低エコーで，わずかに下方に肥厚している．
　・低エコーの一部は炎症による浮腫によるものであるがよく見ると分離できる．

|| POINT◆ 病理との対比 ||

《高周波超音波検査機器（HRUS）》
●境界は不明瞭．表皮内の浮腫がある部位は低エコー領域になっている．
● pink and blue sign のある症例では表皮の高エコー，低エコーが交互に配列する．
●真皮内の solar elastosis は不均一な低エコー領域．
●炎症を伴う症例では表皮に向かう血流が増加している．

121

5. Bowen 病

> **KEYWORD**　60歳以上，淡紅褐色～褐色，境界明瞭，被膜なし
>
> - 60歳以上の高齢者．紫外線，砒素，HPV，免疫不全の関与の可能性．
> - 境界が比較的明瞭な淡紅褐色から褐色の不整形局面．
> - 表皮が肥厚し，異型ケラチノサイトが極性を失って配列する．
> - 核が腫大し，混み合うために（nucleus crowded），HE染色上で好塩基性に染まり青色調に見える．
> - 表皮の腫瘍病変に対してリンパ球が表皮直下に浸潤する．
> - 腫瘍細胞直上の角層には不全角化がある．
> - 高周波超音波検査機器（HRUS）：
>   ・角層は肥厚または欠損している．
>   ・腫瘍細胞は低エコーで正常表皮に比して肥厚し，一部下方にも進展している．

■ 臨床像

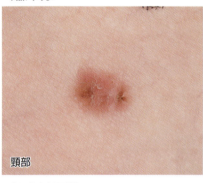
頸部

● 臨床像のポイント
　・淡紅褐色～褐色の小結節，または局面．
　・一部びらん，潰瘍を伴う場合あり．

《鑑別診断》
　・日光角化症
　・脂漏性角化症
　・粉瘤
　・皮膚線維腫
　・有棘細胞癌

■ 超音波画像

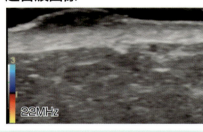
22MHz

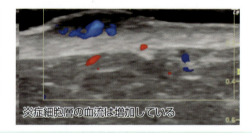
炎症細胞層の血流は増加している

● 外郭
　・角層の一部は肥厚し，一部は薄くなり，消失している．
　・表皮側面の境界は一部不明瞭になっている．真皮深部の境界は不明瞭．
　・腫瘍直下のリンパ球浸潤は低エコーであるが，腫瘍よりもやや高エコーな領域として描出される．

● 内部
　腫瘍細胞の集塊は低エコー領域で，正常表皮に比して表面だけでなく真皮方向にもわずかに肥厚している．

《各論》Ⅱ．皮下腫瘍

■ 病理組織による診断の裏付け

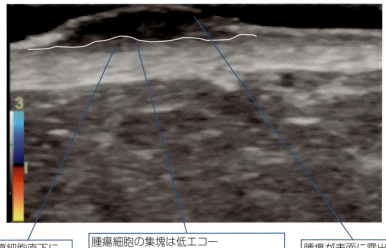

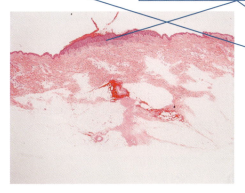
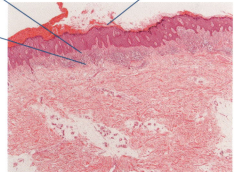

腫瘍細胞直下に浸潤細胞を認める

腫瘍細胞の集塊は低エコー
浸潤細胞層は腫瘍細胞よりやや高エコー
両者は一塊となり，低エコー領域を形成

腫瘍が表面に露出し，角層が消失している

┃┃┃ POINT◆ 病理との対比 ┃┃┃

《病　理》
- 表皮が肥厚し，異型ケラチノサイトが極性を失って配列する．
- 核が腫大し，混み合うために(nucleus crowded)，HE染色上で好塩基性に染まり青色調に見える．
- 表皮の腫瘍病変に対してリンパ球が表皮直下に浸潤する．
- 腫瘍細胞直上の角層には不全角化がある．

《高周波超音波検査機器(HURS)》
- 腫瘍細胞の集塊は低エコーで，炎症細胞層は腫瘍細胞よりやや高エコー．両者は一塊となり，正常表皮より肥厚した低エコー領域を形成している．
- 角層は肥厚または欠損している．
- 炎症細胞層では血流が増加する場合が多い．

6. 基底細胞癌
a. 充実型

> **KEYWORD** 高齢者，黒色，時に常色の小結節，小潰瘍，血管拡張

- 高齢者の顔面に多く，黒色で軽度隆起する結節．
- 小潰瘍，樹枝状血管拡張を伴う．
- 病理学的所見は多種多様．代表的な充実型，表在型のほか，嚢腫型，腺様型，角化型，Pinkus型，モルフェア型などがある．
- 充実型は腫瘍塊が巣状に増殖し，腫瘍塊辺縁では索状配列を示す．
- 高周波超音波検査機器(HRUS)：
  - 境界は比較的明瞭．
  - 腫瘍は低エコーで表皮レベルを越えて下方に浸潤．
  - 腫瘍周囲にムチン沈着による中間層，内部に角化など高エコースポット．

■ 臨床像

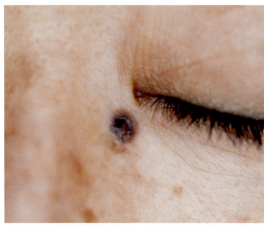

- **臨床像のポイント**
  - 黒色の小結節．
  - 小潰瘍，樹枝状血管拡張を伴う．
- 《鑑別診断》
  - 脂漏性角化症
  - 色素性母斑
  - 悪性黒色腫
  - 脂腺腫

■ 超音波画像

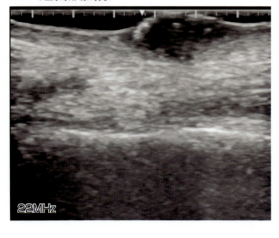

- **外郭**
  - 境界は比較的明瞭，被膜なし．
  - 表皮レベル(いわゆるpencil-line)を越え下方に拡大．
  - 潰瘍部は角層欠損．
  - 腫瘍周囲のムチン沈着部は真皮，脂肪織よりも低エコーで，腫瘍よりも高エコーな中間領域を形成．
- **内部**
  腫瘍は低エコー．内部の角質，石灰化，取り残された脂肪織は高エコースポット．

《各論》Ⅱ．皮下腫瘍

■ 病理組織による診断の裏付け

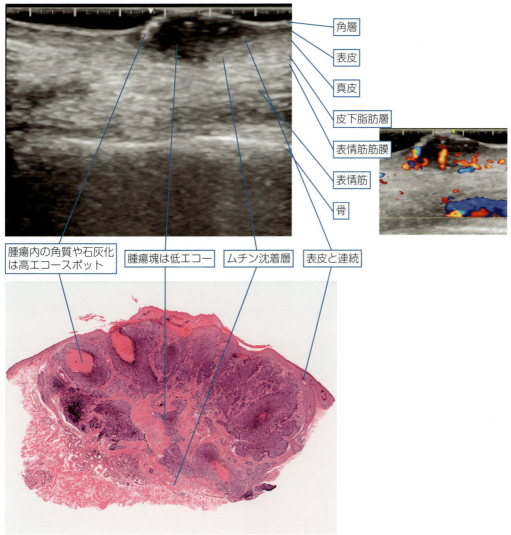

角層
表皮
真皮
皮下脂肪層
表情筋筋膜
表情筋
骨

腫瘍内の角質や石灰化は高エコースポット
腫瘍塊は低エコー
ムチン沈着層
表皮と連続

┃ POINT◆ 病理との対比 ┃

《病　理》
- 病理学的所見は多種多様．代表的な充実型，表在型のほか，嚢腫型，腺様型，角化型，Pinkus 型，モルフェア型などがある．
- 充実型は腫瘍塊が巣状に増殖し，腫瘍塊辺縁では索状配列を示す．

《高周波超音波検査機器：HRUS》
- 境界は比較的明瞭．表皮細胞に連続している．
- 腫瘍は低エコー．内部に角化など高エコースポット．
- 表皮レベル（いわゆる pencil-line）を超えて下方に浸潤．
- 腫瘍細胞集塊周囲にムチン沈着による中間層があり，低エコー領域を示すが，腫瘍細胞の集塊よりもやや高エコー．

6. 基底細胞癌
b. 表在型

KEYWORD 高齢者，小潰瘍，血管拡張

- 高齢者の顔面，体幹にわずかに隆起する小結節．
- 病理学的所見は多種多様．代表的な充実型，表在型のほか，嚢腫型，腺様型，角化型，Pinkus 型，モルフェア型などがある．
- 表在型は腫瘍塊が表皮から釣り鐘状に増殖し，腫瘍塊辺縁では索状配列．
- 高周波超音波検査機器(HRUS)：
  - 境界は比較的明瞭．表皮細胞層と連続．
  - 腫瘍は低エコーで正常表皮を結ぶ pencil-line を越えて下方に浸潤．
  - 腫瘍下方にムチン沈着・線維化による中間層があり，低エコー領域であるが，腫瘍より低エコーな領域を形成している．

■ 臨床像

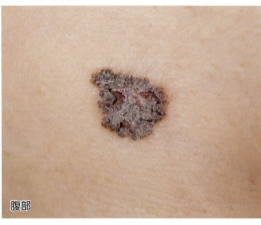

腹部

● 臨床像のポイント
- 常色〜黒色の小結節．
- 小潰瘍，樹枝状血管拡張を伴う．

《鑑別診断》
- 脂漏性角化症
- 色素性母斑
- 悪性黒色腫
- 被殻血管腫

■ 超音波画像

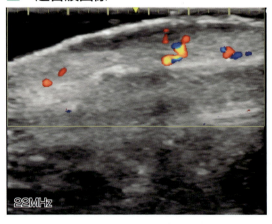

22MHz

● 外郭
- 境界は比較的明瞭，被膜なし．表皮レベルを越え下方に拡大．
- 腫瘍周囲のムチン沈着部は真皮，脂肪織よりも低エコーで，腫瘍よりも高エコーな中間領域を形成．

● 内部
腫瘍は比較的均一な低エコー．角層の高エコーは一部欠損している．

■ 病理組織による診断の裏付け

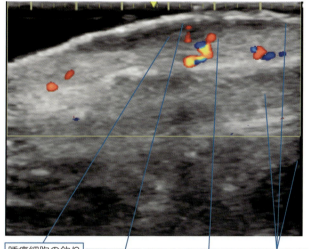

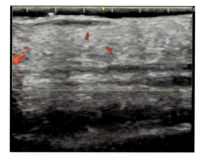

腫瘍細胞の釣り鐘状の増殖 ／ 腫瘍塊は低エコー ／ ムチン沈着層 ／ 表皮と連続

●腫瘍
波立つような陰影または下方にも増殖する低エコー領域としてとらえられる．

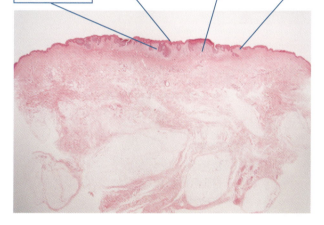

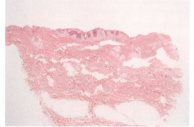

POINT◆ 病理との対比

《病理》
- 病理学的所見は多種多様．代表的な充実型，表在型のほか，嚢腫型，腺様型，角化型，Pinkus型，モルフェア型などがある．
- 表在型は腫瘍塊が表皮から釣り鐘状に増殖し，腫瘍塊辺縁では索状配列．

《高周波超音波検査機器（HRUS）》
- 境界は比較的明瞭．表皮細胞層と連続している．
- 腫瘍は低エコーで正常表皮を結ぶpencil-lineを越えて下方に浸潤．
- 腫瘍下方にムチン沈着・線維化による中間層があり，低エコー領域であるが，腫瘍より低エコーな領域を形成している．

《各論》Ⅱ. 皮膚腫瘍

7. 有棘細胞癌
a. 小結節

KEYWORD 表皮と連続，左右非対称，深部へ浸潤，低エコー領域

- 小結節または局面で始まり，増大し，腫瘤ないし潰瘍を形成．
- 腫瘍巣の一部は表皮と連続し，外方増殖性または深部増殖性を示す．
- 大型で不整な組織構造，左右非対称の腫瘤．
- 高分化型では角化傾向，低分化型では角化傾向はなく紡錘形細胞が錯綜．
- 高周波超音波検査機器(HRUS)：
  - 境界は明瞭，不明瞭な部位がそれぞれ存在し，一部は正常表皮と連続している．
  - 腫瘍塊は左右非対称に肥厚し，正常表皮よりも下に浸潤している．
  - 腫瘍細胞と炎症細胞の浸潤が一塊となっては低エコー領域を形成．
  - 腫瘍周囲だけでなく，内部に血流の増加を認める．

■ 臨床像

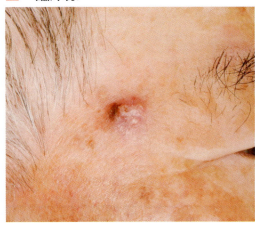

- 臨床像のポイント

  常色，橙色から黒色の結節．
  角化が強い，潰瘍を形成するなどさまざまな形態を示す．

  《鑑別診断》
  - 脂漏性角化症
  - 日光角化症
  - Bowen 病
  - 悪性黒色腫
  - 隆起性皮膚線維肉腫

■ 超音波画像

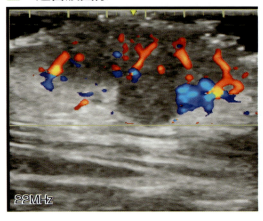

- 外郭
  - 被膜なし．
  - 境界は明瞭，不明瞭な部位がそれぞれ存在する．
  - 正常表皮と連続している．
  - 下方に伸展している．
- 内部
  - 腫瘍細胞と炎症細胞は一塊となって低エコー領域を形成している．
  - 周囲だけでなく，内部まで血流が増加している．

《各論》Ⅱ. 皮下腫瘍

■ 病理組織による診断の裏付け

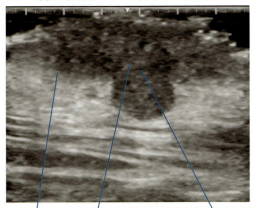
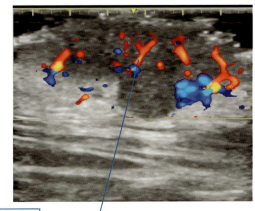

境界不明瞭　｜　角質真珠は高エコー　｜　腫瘍細胞と炎症細胞の浸潤が一塊となって低エコー領域を形成　｜　腫瘍内部まで血流増加

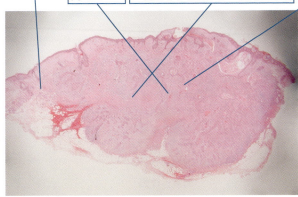

● 腫瘍外部
・周囲組織を圧排する境界は明瞭に見えるが一部，間質に浸潤している部位は不明瞭で悪性腫瘍が疑われる．
・周囲の血流は増加している．

● 腫瘍内部
・上皮成分を表している．
・筋上皮細胞の結節状増殖は斑状の低エコー領域．
・管状構造は索状の低エコー領域．
・角質真珠は高エコー．
・腫瘍内に炎症細胞が浸潤している同部位に血流の増加をみる．

POINT◆ 病理との対比

《病 理》
● 腫瘍巣の一部は表皮と連続し，外方増殖性または深部増殖性を示す．
● 大型で不整な組織構造，左右非対称の腫瘤．
● 高分化型では角化傾向，低分化型では角化傾向はなく紡錘形細胞が錯綜．

《高周波超音波検査機器（HRUS）》
● 境界は明瞭，不明瞭な部位がそれぞれ存在し，一部は正常表皮と連続している．
● 腫瘍細胞と炎症細胞の浸潤が一塊となっては低エコー領域を形成．
● 腫瘍周囲だけでなく，内部に血流の増加を認める．
● 腫瘍は正常表皮のラインを越えて，下方に進展している．
● 角質真珠など角質は高エコースポットとなる．

《各論》Ⅱ．皮膚腫瘍

7．有棘細胞癌
b．高分化型

KEYWORD 表皮と連続，深部へ浸潤，角化傾向，低エコー領域，高エコースポット

- 大型で不整な組織構造，左右非対称の腫瘤．
- 腫瘍巣の一部は表皮と連続し，外方増殖性または深部増殖性を示す．
- 高分化型では角化傾向を示すため，エオジン好性となり，全体としてピンクの色調を示す．
- 高周波超音波検査機器（HRUS）：
  - 境界は明瞭，不明瞭な部位がそれぞれ存在し，一部は表皮と連続している．
  - 腫瘍塊は左右不対称に肥厚し，正常表皮よりも下に浸潤している．
  - 腫瘍細胞と炎症細胞の浸潤が一塊となっては低エコー領域を形成．
  - 腫瘍周囲だけでなく，内部に血流の増加を認める．

■ 臨床像

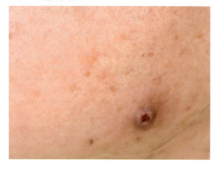

- 臨床像のポイント
  - 常色から橙色の小結節．
  - 表皮肥厚を伴い，疣状，偽癌性増殖を示す場合あり．
- 《鑑別診断》
  - 尋常性疣贅
  - 粉瘤
  - 皮膚線維腫
  - 脂漏性角化症

■ 超音波画像

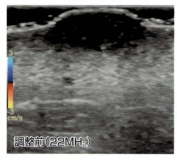
調整前（22MHz）

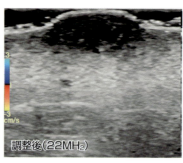
調整後（22MHz）

- 角質の角化が強い場合
  通常のセットでは内部が見えにくくなるため，ゲインやコントラスト調整が必要．
- 外郭
  境界不明瞭，被膜なし．
- 内部
  腫瘍は細胞浸潤を含めて低エコー領域を形成する．
  内部の高度の角化や角質真珠は高エコー領域，スポットとして反映．

《各論》Ⅱ. 皮下腫瘍

■ 病理組織による診断の裏付け

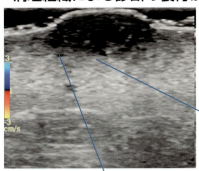
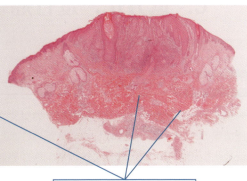

角化傾向が強いと全体が暗くなる
角化が強い部位には音響陰影

角質真珠は高エコースポット

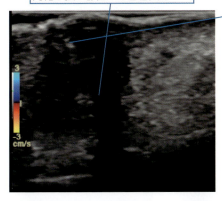

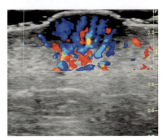
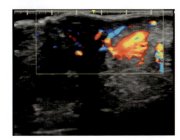

●血流
多くの場合，臨床像からの予想を超える血流がある．

POINT◆ 病理との対比

《病理》
- 腫瘍巣の一部は表皮と連続し，外方増殖性または深部増殖性を示す．
- 高分化型では角化傾向を示すため，エオジン好性となり，全体としてピンクの色調を示す．

《高周波超音波検査機器（HRUS）》
- 境界不明瞭．被膜なし．
- 角化傾向が強いため，全体として暗い．内部構造を見るためにはゲインやコントラストの調整が必要．
- 腫瘍は低エコー領域を形成し，内部に角化を表す高エコーを認める．
- 多くの症例では臨床像からの想像を超える血流がある．

7. 有棘細胞癌
c. 低分化，進行癌

KEYWORD 深部へ浸潤，低エコー，通常超音波，MRI，乳頭腫状

- 大型で不整な組織構造，左右非対称．カリフラワー状腫瘤ないし潰瘍を形成．
- 腫瘍巣の一部は表皮と連続し，外方増殖性または深部増殖性を示す．
- 低分化型では角化傾向はなく紡錘形細胞が錯綜．
- 核が目立つため全体として青色の色調．
- 超音波検査：
  - 境界は明瞭，不明瞭な部位がそれぞれ存在し，一部は表皮と連続している．
  - 腫瘍塊は左右不対称に肥厚し，正常表皮よりも下に浸潤している．
  - 腫瘍細胞と炎症細胞の浸潤が一塊となっては低エコー領域を形成．
  - 内部の巻き込まれた脂肪細胞は高エコー．
- 高周波超音波検査機器(HRUS)：
  - 1cm以上の深度に対して対応が難しく，MRIや通常の超音波で全体を確認．

■ 臨床像

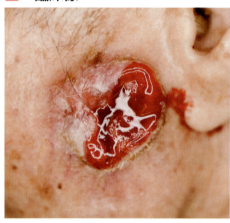

- ●臨床像のポイント
  - 常色から赤色の腫瘍．
  - カリフラワー状，乳頭腫状の結節または潰瘍を形成する．
- 《鑑別診断》
  - 炎症性粉瘤
  - 皮膚腺病
  - 耳下腺腫瘍
  - 非結核性抗酸菌症
  - 転移性皮膚腫瘍

■ 超音波画像

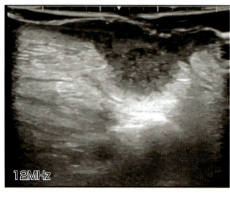

- ●外郭
  - 境界不明瞭，被膜なし．
  - 潰瘍化すれば角層なし．
- ●内部
  - 腫瘍は浸潤細胞とともに低エコー領域を形成する．
  - 取り残された脂肪織は高エコー領域となる．
  - 高分化型と比較して全体として低エコー．

■ 病理組織による診断の裏付け

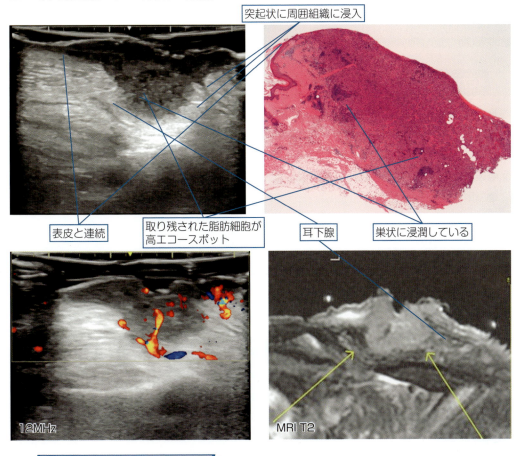

| POINT ◆ 病理との対比 |

《病　理》
- 乳頭腫状.
- 腫瘍巣の一部は表皮と連続し，外方増殖性または深部増殖性を示す.
- 低分化型では角化傾向はなく紡錘形細胞が錯綜.
- 核が目立つため全体として青色の色調.

《超音波検査》
- 境界不明瞭．被膜なし．一部は突起状に周囲組織内に浸入している.
- 腫瘍細胞間に取り残された膠原線維が真皮と同程度のエコーレベルで網目状構造を形成する.
- 網目状構造内は細胞質の豊かな大型細胞を蜂巣状，柵状に存在するため比較的均一な低エコー領域となる.

《高周波超音波検査機器(HRUS)》
- 1cm以上の深部に対応が困難．通常の超音波検査，MRIで深部断端を確認.

《MRI》
- T1強調画像で中等度 intensity，T2強調画像で high intensity.

《各論》Ⅱ．皮膚腫瘍

8. 脂腺母斑

| KEYWORD | 出生時，頭部，淡褐色・黄色，増大した脂腺小葉，綿花状の高エコー領域 |

- 出生時から存在．黄色から淡褐色の局面．
- 脂腺のみでなく，毛包，汗腺，表皮にも組織学的変化がある．
- 表皮の乳頭状増殖および肥厚，真皮浅層に増大した脂腺小葉が多数存在．
- 未熟で異常な形態の毛包，真皮下層に異所性アポクリン腺．
- 高周波超音波検査機器(HRUS)：
  ・境界は比較的明瞭．
  ・角層・表皮の肥厚，乳頭腫状増殖．
  ・真皮上層に脂腺小葉を表す綿花状の高エコー領域．
  ・真皮下層に異所性アポクリン腺を表す低エコー領域．

■ 臨床像

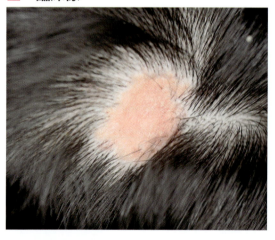

● 臨床像のポイント
・黄色から淡褐色の局面．
・幼少期は扁平．
・思春期は顆粒状から疣状．
・思春期以降は上皮系腫瘍を続発する場合あり．

《鑑別診断》
・先天性表皮欠損症
・外傷性瘢痕

■ 超音波画像

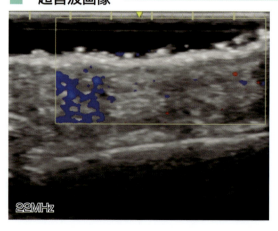

● 外郭
・境界不明瞭．
・被膜なし．

● 内部
角層を表す最上層の高エコーは凹凸により厚く見える．真皮内に脂腺小葉を表す綿花状の高エコースポットを伴うやや高エコーな領域とアポクリン腺の低エコー領域あり．

《各論》Ⅱ．皮下腫瘍

■ 病理組織による診断の裏付け

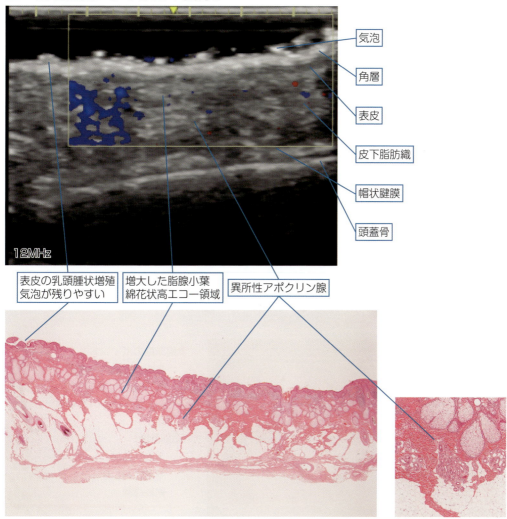

|| **POINT◆ 病理との対比** ||

《病 理》
- 脂腺のみでなく，毛包，汗腺，表皮にも組織学的変化．
- 表皮の乳頭状増殖および肥厚．
- 真皮浅層に増大した脂腺小葉が多数存在．
- 未熟で異常な形態の毛包．
- 真皮下層に異所性アポクリン腺．

《高周波超音波検査機器（HRUS）》
- 境界は比較的明瞭．
- 角層・表皮の肥厚と乳頭腫状増殖．
- 真皮上層に脂腺小葉を表す綿花状の高エコー領域．
- 真皮下層に異所性アポクリン腺を表す低エコー領域．

《各論》Ⅱ．皮膚腫瘍

9．脂腺腺腫

> **KEYWORD** 中高年，黄色，成熟脂腺細胞：高エコー領域，基底細胞様細胞：低エコー領域
>
> ● 中高年の顔面，頭部に好発する弾性硬〜軟の黄色から褐色の結節．
> ● 外方隆起性病変で表皮と連続し，大小種々の腫瘍胞巣の集合体．
> ● 正常脂腺小葉に類似する内部構造．
> ● 腫瘍胞巣の中心は成熟脂腺細胞，周辺は基底細胞様細胞．
> ● 高周波超音波検査機器(HRUS)：
>   ・境界は比較明瞭で表皮と連続している．
>   ・成熟脂腺細胞の集塊は高エコー領域．
>   ・基底細胞様細胞の集塊は低エコー領域．
>   ・腫瘍内血流は比較的多い．

■ 臨床像

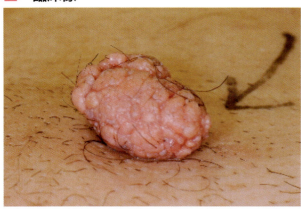

● 臨床像のポイント
  ・黄色から褐色の結節
  ・外方隆起性病変で表皮と連続し，大小種々の腫瘍胞巣の集合体．

《鑑別診断》
  ・色素性母斑
  ・脂漏性角化症
  ・軟線維腫

■ 超音波画像

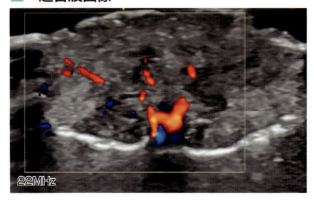

● 外郭
  ・境界明瞭．
  ・被膜なし．
● 内部
  ・成熟脂腺細胞部は高エコー領域．
  ・基底細胞様細胞は低エコー領域．
  ・腫瘍内の脂腺細胞が多いと明るく，基底細胞様細胞が多いと暗くなる．

■ 病理組織による診断の裏付け

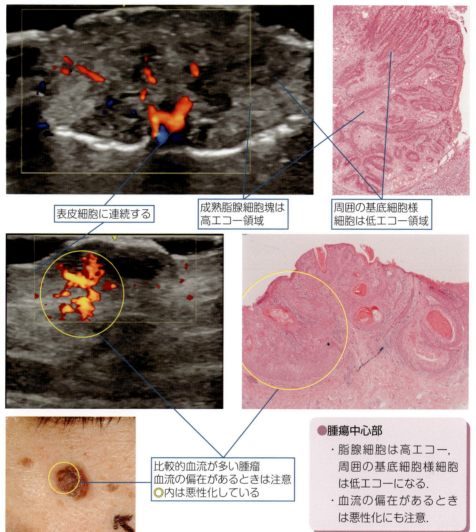

表皮細胞に連続する
成熟脂腺細胞塊は高エコー領域
周囲の基底細胞様細胞は低エコー領域
比較的血流が多い腫瘤 血流の偏在があるときは注意 〇内は悪性化している

●腫瘍中心部
・脂腺細胞は高エコー，周囲の基底細胞様細胞は低エコーになる．
・血流の偏在があるときは悪性化にも注意．

POINT◆ 病理との対比

《病　理》
- 外方隆起性病変で表皮と連続し，大小種々の腫瘍胞巣の集合体．
- 正常脂腺小葉に類似する内部構造．
- 腫瘍胞巣中心は成熟脂腺細胞，周辺は基底細胞様細胞．

《高周波超音波検査機器(HRUS)》
- 境界は比較的明瞭で表皮と連続している．
- 成熟脂腺細胞の集塊は高エコー領域．
- 基底細胞様細胞の集塊は低エコー領域．
- 腫瘍内血流は比較的多い．
- 腫瘍の一部で血流の偏在やエコー輝度の変化がある場合，悪性化などに注意が必要．

《各論》 Ⅲ．炎症性疾患

《各論》Ⅲ．炎症性疾患

1. 蕁麻疹
a. 慢性蕁麻疹

KEYWORD 膨疹，24時間以内，表皮変化なし，真皮網状層の浮腫

- 膨疹は24時間以内に消褪.
- 主として液体成分による真皮限局性の膨隆を膨疹という．
- 表皮変化なし．
- 真皮網状層の浮腫．
- 高周波超音波検査機器(HRUS)：
  ・境界不明瞭，表皮の肥厚などの変化なし．
  ・真皮中層に斑状の不整形低エコー領域が散在している．

■ 臨床像

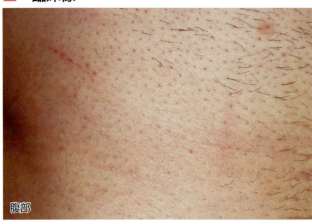

腹部

- 臨床像のポイント
  ・膨疹は24時間以内に消褪．
  ・皮膚に癒合する紡錘形または索状の硬結．
  ・膨隆する境界のやや不明瞭な赤い斑．
  ・炎症を伴うことが多い．
- 《鑑別診断》
  ・蕁麻疹様紅斑
  ・多型滲出性紅斑
  ・結節性紅斑
  ・Sweet病

■ 超音波画像

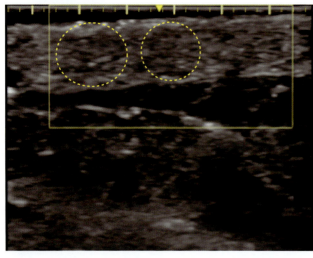

- 境界：境界不明瞭．
- 内部
  ・真皮内に不整形の斑状低エコー領域を認める．
  ・急性期には血流は増加するが慢性期，消褪期には浮腫を表す境界不明瞭な浮腫のみである．

《各論》Ⅲ．炎症性疾患

■ 病理組織による診断の裏付け

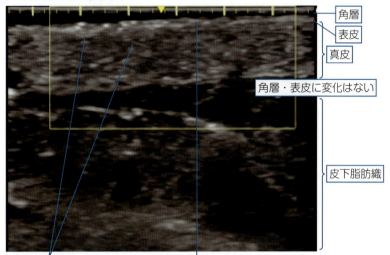

角層
表皮
真皮
角層・表皮に変化はない
皮下脂肪織

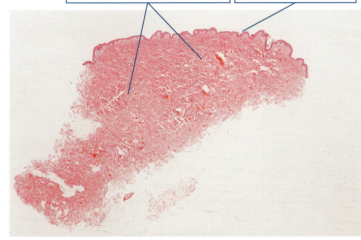

真皮網状層の浮腫は境界不明瞭な斑状の低エコー領域となる

角層・表皮に変化はない
血流の増加を認めない

蕁麻疹の定義は真皮上～中層の限局性の浮腫である．表皮，角層，皮下脂肪織に変化はなく，境界層明瞭な浮腫のみである．

POINT◆ 病理との対比

《病　理》
- 角層・表皮に肥厚などの変化はない．
- 真皮網状層の浮腫のみ．

《超音波（高周波超音波検査機器：HRUS）》
- 角層・表皮に肥厚などの変化なし．
- 真皮に境界不明瞭で不整形の斑状低エコー領域を認める．
- 慢性期，消褪期の蕁麻疹では血流の増加はない．

《各論》Ⅲ. 炎症性疾患

1. 蕁麻疹
b. 急性期の蕁麻疹型反応

> **KEYWORD** 膨疹，表皮変化なし，真皮網状層の浮腫，血流増加
>
> - 膨疹は 24 時間以内に消褪．蕁麻疹様紅斑は 24 時間を超えて持続．
> - 主として液体成分による真皮限局性の膨隆を膨疹という．
> - 表皮変化なし．
> - 真皮網状層の浮腫．
> - 高周波超音波検査機器(HRUS)：
>   ・境界比較的明瞭な低エコー領域を真皮中層に認める．
>   ・真皮ややや肥厚しているが，表皮の肥厚など変化なし．
>   ・真皮中層に斑状の不整形低エコー領域が散在している．

■ 臨床像

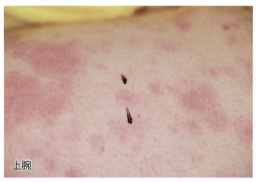

上腕

●臨床像のポイント
・皮膚に癒合する紡錘形または索状の硬結．
・炎症を伴うことが多い

《鑑別診断》
・蕁麻疹様紅斑
・多型滲出性紅斑
・結節性紅斑
・Sweet 病

■ 超音波画像

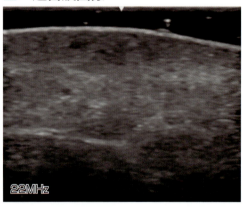

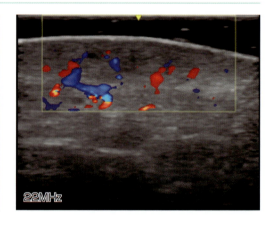

- 境界比較的明瞭な低エコー領域を真皮中下層に認める．
- 真皮皮下組織境界部から真皮中層までの血流が増加している．
- 浮腫が脂肪織にもおよんでいて脂肪織はやや高エコーとなり境界が不明瞭になっている．

142

《各論》Ⅲ．炎症性疾患

■ **病理組織による診断の裏付け**

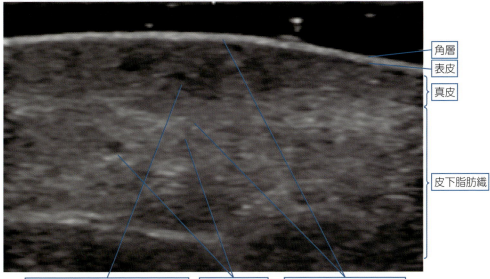

- 表皮内の不整形の低エコー領域は真皮中下層の浮腫を表している
- 脈管は拡張し血流が増加
- 角層・表皮に変化はない　真皮はやや肥厚
- 角層
- 表皮
- 真皮
- 皮下脂肪織

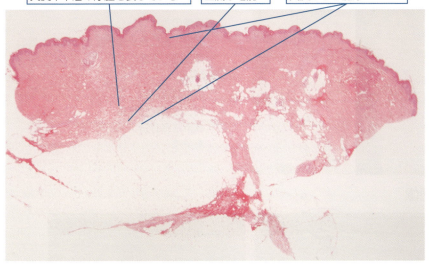

POINT◆ 病理との対比

《病理》
- 角層・表皮に肥厚などの変化はない．
- 真皮中層，下層の膠原線維間に裂隙があり，浮腫を呈している．

《高周波超音波検査機器(HRUS)》
- 角層・表皮に肥厚などの変化なし，真皮はやや肥厚している．
- 真皮中下層に境界比較的明瞭な低エコー領域を認める．
- 急性期の病変では真皮皮下組織境界部から真皮中層の血流が増加している．
- 浮腫が脂肪織におよぶと脂肪織はやや高エコーとなり真皮との境界は分かりにくくなる．

《各論》Ⅲ．炎症性疾患

2. 多形滲出性紅斑
a. 表皮障害が強いタイプ（Stevens-Johnson 症候群など）

KEYWORD 左右対称性，水っぽい紅斑，滲出性紅斑，水疱・びらん

- 皮膚の典型的な滲出性炎症で，左右対称性に多発する．
- 水っぽい紅斑，すなわち滲出性紅斑で，時に水疱びらんを形成する．
- 表皮真皮境界部と真皮上層の滲出とリンパ球を中心とした細胞浸潤．
- 表皮内角化細胞壊死，表皮下水疱を伴う場合がある．
- 初期では角化は正常，真皮上層の浮腫あり．
- 高周波超音波検査機器（HRUS）：
  ・角層は正常，表皮の低エコー領域が肥厚し，水疱部ではより低エコー．
  ・真皮上層は境界不明瞭な低エコー領域と血管拡張・血流増加．

■ 臨床像

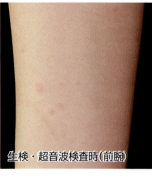
生検・超音波検査時（前腕）

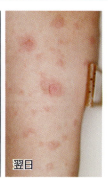
翌日

- **臨床像のポイント**
  ・表皮，表皮真皮境界部から真皮上層の滲出性の炎症．
- 《鑑別診断》
  ・好中球性紅斑
  ・持久性隆起性紅斑
  ・蕁麻疹様紅斑
  ・蕁麻疹

■ 超音波画像

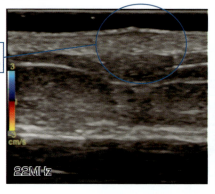
浮腫性変化あり

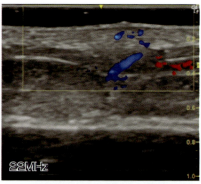

- 角層に変化なし．
- 表皮部に山型の低エコー領域あり．
- 真皮上層を中心に浮腫を表す境界不明瞭な低エコー領域を認める．
- 真皮全層から皮下脂肪織におよんでいる．
- 真皮上層の山型の低エコーを中心に血流の増加がある．

《各論》Ⅲ．炎症性疾患

■ 病理組織による診断の裏付け

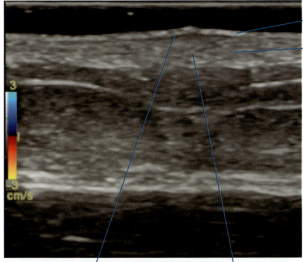

表皮
真皮
皮下脂肪織
筋層

表皮を表す低エコー領域の肥厚
水疱を表すより低エコーな領域

真皮の浮腫と血管拡張
血流増加

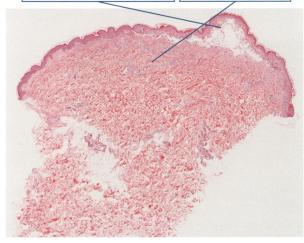

- 表皮を表す低エコー領域が肥厚している．よく見ると水疱を表す表皮下により低エコーな領域が分かる．
- 組織と比較して分かる通り，浮腫は真皮全層から皮下脂肪織におよんでいる．

POINT◆ 病理との対比

《病 理》
- 表皮真皮境界部と真皮上層の滲出とリンパ球を中心とした細胞浸潤．
- 表皮内角化細胞壊死，表皮下水疱を伴う場合がある．
- 初期では角化は正常，真皮上層の浮腫あり．

《高周波超音波検査機器(HRUS)》
- 角層は正常，表皮の低エコー領域が肥厚し，水疱部ではより低エコー．
- 真皮上層は境界不明瞭な低エコー領域と血流増加を認める．
- 血流の増加は水疱を表す山型の低エコーを中心に増加している．炎症に伴なう浮腫と血流増加は山型を中心に脂肪織まで類円形の範囲で増加している．
- 重症化を表す水疱形成をより早く診断できる．

《各論》Ⅲ．炎症性疾患

2. 多形滲出性紅斑
b. 真皮上層の滲出が強いタイプ

> **KEYWORD** 左右対称性，水っぽい紅斑，滲出性紅斑
>
> - 皮膚の典型的な滲出性炎症で，左右対称性に多発する．
> - 水っぽい紅斑，すなわち滲出性紅斑で，時に水疱びらんを形成する．
> - 表皮真皮境界部と真皮上層の滲出とリンパ球を中心とした細胞浸潤．
> - 初期では角化は正常，真皮上層の浮腫あり．
> - 高周波超音波検査機器(HRUS)：
>   - 中央部の堤防状に隆起する部位では表皮真皮境界部の浮腫のため，表皮細胞層の低エコー領域が肥厚して見える．
>   - 真皮上層はより広範囲に低エコー領域となっている．
>   - 皮下脂肪織はやや高エコーとなり，真皮との境界が不明瞭になっている．

■ 臨床像

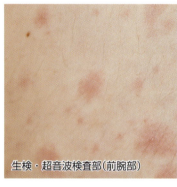
生検・超音波検査部（前腕部）

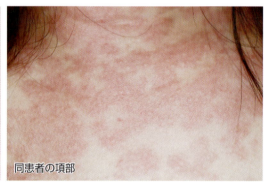
同患者の項部

■ 超音波画像

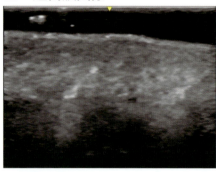

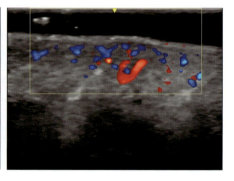

> - 角層に変化なし．
> - 堤防状に盛り上がった部位は表皮部に局面状の低エコー領域あり．
> - 局面状の低エコーは表皮の肥厚ではなく，表皮真皮境界部の滲出．
> - 真皮上昇に低エコー領域と血流の増加があり，表皮真皮境界部が炎症の主座と分かる．

《各論》Ⅲ．炎症性疾患

■ 病理組織による診断の裏付け

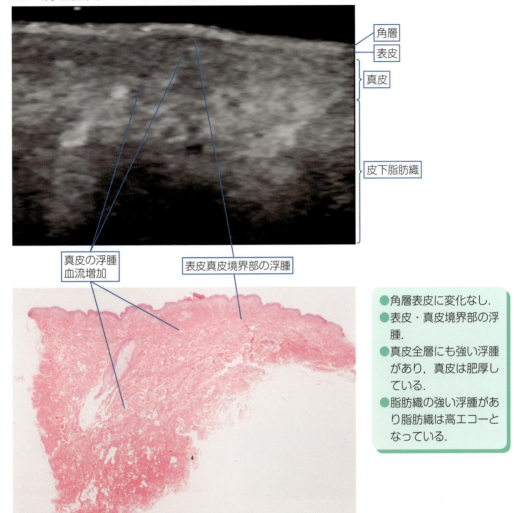

- ●角層表皮に変化なし．
- ●表皮・真皮境界部の浮腫．
- ●真皮全層にも強い浮腫があり，真皮は肥厚している．
- ●脂肪織の強い浮腫があり脂肪織は高エコーとなっている．

POINT◆ 病理との対比

《病　理》
- ●表皮真皮境界部と真皮上層の滲出とリンパ球を中心とした細胞浸潤．
- ●初期では角化は正常，真皮上層の浮腫あり．

《超音波（高周波超音波検査機器：HRUS）》
- ●中央部の堤防状に隆起する部位では表皮真皮境界部の浮腫のため，表皮細胞層の低エコー領域が肥厚して見える．
- ●真皮上層はより広範囲に低エコー領域となっている．
- ●局面状の浮腫は，前項 a．の水疱と比べるとエコー輝度が高く，水疱化していないことが予測できる．

《各論》Ⅲ．炎症性疾患

3. 結節性紅斑
a．初期

> **KEYWORD** 下腿，多発，痛み，硬結，脂肪織炎，脂肪織のエコー輝度上昇，脂肪隔壁のエコー輝度の低下
>
> - 両側性で下腿に主として前面に多発する圧痛・自発痛を伴う硬結．
> - 皮下脂肪織の小葉間結合織を炎症の主座とする脂肪織炎．
> - 線維性隔壁の小静脈の拡張と血管周囲の浮腫，および好中球，リンパ球を主とする炎症細胞の浸潤を認める．
> - 皮下脂肪層では炎症の中心となる血管周囲と脂肪隔壁が低エコー領域となる．

■ **臨床像**

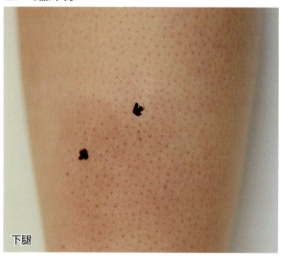

下腿

● 臨床像のポイント
- 皮膚に癒合する紡錘形または索状の硬結．
- 炎症を伴うことが多い．
- 両側下腿に痛みを伴う多発性の紅色皮内皮下硬結．
- 下腿前面に主として多発する．

《鑑別診断》
- 蜂窩織炎
- 血栓性静脈炎
- Bazin 硬結性紅斑
- 結節性多発動脈炎皮膚型
- 皮下脂肪織炎様 T 細胞リンパ腫

■ **超音波画像**

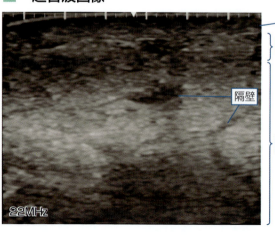

表皮／真皮／隔壁／皮下脂肪織　22MHz

● 脂肪織
- 脂肪織の濃度は正常の脂肪織に比して高くなる．
- 通常は隔壁部の濃度が脂肪織より高いが，結節性紅斑では低くなる．

● 隔壁内
- 最も低エコーな部位は拡張した静脈を入れる．
- 中央部の静脈は血流が増加しているが，Bazin 硬結性紅斑と比べて単調．

■ 病理組織による診断の裏付け

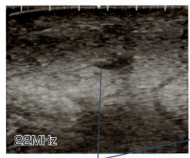

小葉間結合織は浮腫のため低エコー
脂肪隔壁は厚くなり，脂肪織は高エコー

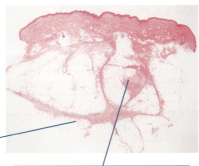

血管周囲は浮腫が強く低エコー領域

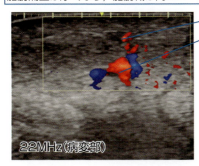

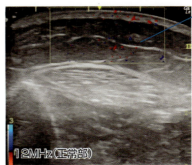

脂肪小葉間結合織

脂肪隔壁（脂肪小葉間結合織）が不鮮明化し，脂肪織は高エコーになる

|| POINT ◆ 病理との対比 ||

《病　理》
- ●皮下脂肪織の小葉間結合織を炎症の主座とする脂肪織炎．
- ●線維性隔壁の小静脈の拡張と血管周囲の浮腫，および好中球，リンパ球を主とする炎症細胞の浸潤を認める．

《超音波（高周波超音波検査機器：HRUS）》
- ●脂肪織：
  - ・脂肪織の濃度は正常の脂肪織に比して高くなる．
  - ・通常は隔壁部のエコー輝度が脂肪織より高いが，結節性紅斑では低くなる．
- ●隔壁内で最も低エコーな部位は拡張した静脈を入れる．

《各論》Ⅲ．炎症性疾患

3. 結節性紅斑
b．慢性期・晩期

KEYWORD 下腿，多発，痛み，硬結，脂肪織炎，脂肪織のエコー輝度上昇，脂肪隔壁の肥厚

- 両側性で下腿に多発する圧痛・自発痛を伴う硬結．
- 皮下脂肪織の小葉間結合織を炎症の主座とする脂肪織炎．
- 線維性隔壁の小静脈の拡張と血管周囲の浮腫，および好中球，リンパ球を主とする炎症細胞の浸潤を認める．
- 高周波超音波検査機器（HRUS）：
  好塩基性細胞や石灰化の弱い部位は低エコー領域に，石灰化の強い部位は高エコー領域で，点状・巣状の高エコースポット．

■ 臨床像

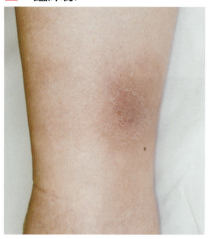

●臨床像のポイント
- 両側下腿に多発する皮内および皮下の淡紅褐色結節．
- 炎症を伴うことが多い．

《鑑別診断》
- 蜂窩織炎
- 血栓性静脈炎
- Bazin 硬結性紅斑
- 結節性多発動脈炎皮膚型
- 皮下脂肪織炎様 T 細胞リンパ腫

■ 超音波画像

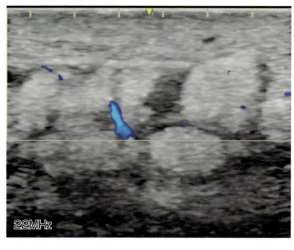

●脂肪織
脂肪織の濃度は隔壁の線維化により真皮よりも高エコー領域となっている．

●脂肪小葉間結合織
- 低エコーに抽出される．
- 慢性期には小葉間結合織の幅が広くなる．
- 血流の増加を認めるがわずかで単調である．

■ 病理組織による診断の裏付け

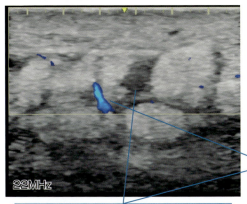

脂肪小葉間結合織は低エコーで拡大している
脂肪隔壁は厚くなり，脂肪織はより高エコー

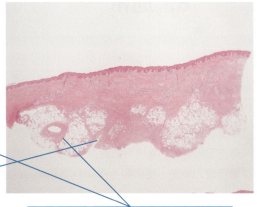

血管は拡張し，周囲の線維化が進んでいる

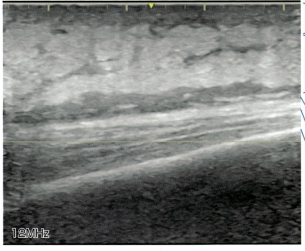

真皮
皮下脂肪織
浮腫（筋膜上）
骨
筋膜

- 脂肪小葉間結合織は低エコーで境界明瞭となり，脂肪織は高エコーになっている．
- 血流は全体として低下している．
- 急性期と比べてまたBazin硬結性紅斑と比べて単調な血流となっている．

POINT◆ 病理との対比

《病理》
- 皮下脂肪織の小葉間結合織を炎症の主座とする脂肪織炎．
- 線維性隔壁の小静脈の拡張と血管周囲の浮腫，およびリンパ球を主とする炎症細胞の浸潤を認める．

《超音波（高周波超音波検査機器：HRUS）》
- 脂肪織：
  ・脂肪織の濃度は正常の脂肪織に比して高くなる．
  ・通常は隔壁部の濃度が脂肪織より高いが，結節性紅斑では低くなる．
- 隔壁内で最も低エコーな部位は拡張した静脈を入れる．
- 12MHz 超音波検査でも脂肪織の変性と隔壁の線維化をとらえることが可能になる．

《各論》Ⅲ．炎症性疾患

4. Bazin 硬結性紅斑
a. 通常

KEYWORD 下腿（前，後面），多発，硬結，小葉性脂肪織炎，不整形低エコー領域，脂肪小葉高エコー，複雑な血流

- 四肢に好発する暗赤色または紫褐色の硬結または索状硬結．
- 慢性再発性の経過を示し，しばしば潰瘍化し，瘢痕を形成する．
- 皮下組織の小葉性脂肪織炎（loblar panniculitisu）と血管の障害．
- 複数の脂肪小葉に類上皮細胞やLanghans型巨細胞からなる類上皮細胞性肉芽腫と脂肪壊死を形成する．
- 小動静脈の周囲に好中球，リンパ球，形質細胞，組織球の浸潤があり，血栓や血管の破壊像を認めることがある．
- 高周波超音波検査機器（HRUS）：
  好塩基性細胞や石灰化の弱い部位は低エコー領域に，石灰化の強い部位は高エコー領域で，点状・巣状の高エコースポット．

■ 臨床像

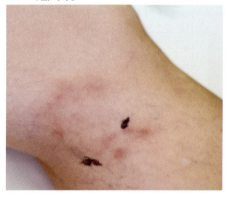

- 臨床像のポイント
  下腿，時に上肢に生じる皮下の索状，結節状，板状の皮下硬結．

《鑑別診断》
- 結節性紅斑
- 血栓性静脈炎
- 蜂窩織炎
- 結節性多発動脈炎皮膚型
- 皮下脂肪織炎様T細胞リンパ腫

■ 超音波画像

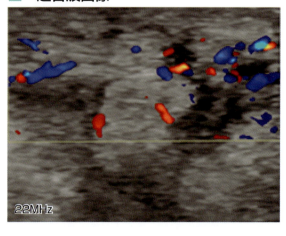

- 脂肪織
  脂肪織は炎症をきたし，高エコー領域となる．結節性紅斑と比べて，境界は不明瞭，内部も不均一になる．
- 類上皮細胞性肉芽腫の部位
  ・内部に膠原線維が残り，不均一な低エコー領域となる．
  ・病変周囲には小動静脈の血流増加を認める．
- 血流
  Bazin硬結性紅斑では動静脈に障害をきたしやすいため，血流は結節性紅斑の複雑な形態を呈する．

■ 病理組織による診断の裏付け

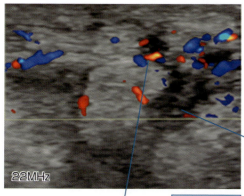
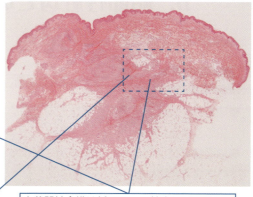

肉芽腫性炎症

多くの血管が拡張し周囲は肉芽腫性変化を認める

小葉間結合織は低エコーで拡大している
脂肪隔壁は厚くなり，脂肪織はより高エコー

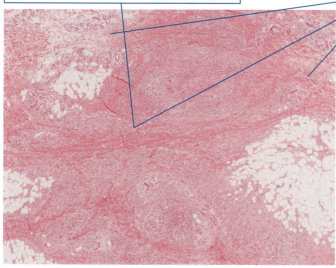

- 小葉中心の発症をきたすため小葉のエコー輝度は結節性紅斑よりも高くなる．
- 低エコーな隔壁を表す部位では肉芽腫性変化と線維化のため不均一な低エコー領域となる．
- Bazin 硬結性紅斑では動静脈とも障害をきたす．

POINT◆ 病理との対比

《病　理》
- 皮下脂肪織の小葉間結合織を炎症の主座とする脂肪織炎．
- 線維性隔壁の小動静脈の拡張と血管周囲の浮腫，および好中球，リンパ球を主とする炎症細胞の浸潤，肉芽腫性の炎症を認める．

《超音波（高周波超音波検査機器：HRUS）》
- 脂肪織：
  ・脂肪小葉の破壊が強く結節性紅斑に比べてもより高エコーになる．
  ・炎症の拡大があるため小葉外郭は不鮮明になる．
- 隔壁内で最も低エコーな部位には拡張した血管と肉芽腫性の炎症がある．
- 脂肪隔壁は肉芽腫性変化を伴っているため，不均一な低エコーとなる．

《各論》Ⅲ．炎症性疾患

4. Bazin 硬結性紅斑
b. 結節性紅斑との鑑別

> **KEYWORD** 下肢と四肢，伸側と屈側，紅斑と硬結，単発と再発，潰瘍
>
> - 結節性紅斑は上肢の病変をほとんど認めないが，Bazin 硬結性紅斑は上肢にも病変を認める場合がある．
> - 結節性紅斑はほとんど下腿伸側に出現することが多いが，Bazin 硬結性紅斑では屈側にも病変を認める．
> - 結節性紅斑は痛みが強く，熱感があり，浮腫が強い．Bazin 硬結性紅斑は痛みが比較的弱く，熱感が少なく，硬く触れる．
> - 結節性紅斑は一回だけの発生も多く，潰瘍形成をほとんど見ないが，Bazin 硬結性紅斑は慢性再発性で潰瘍形成を認めることが多い．
> - 結節性紅斑は皮下脂肪織の小葉間結合織を炎症の主座とする脂肪織炎．Bazin 硬結性紅斑は複数の脂肪小葉内におよぶ類上皮細胞や Langhans 型巨細胞がからなる脂肪織炎 (loblar panniculitisu)．
> - 結節性紅斑では脂肪織炎線維性隔壁の小静脈の拡張と血管周囲の浮腫，および好中球，リンパ球を主とする炎症細胞の浸潤を認める．Bazin 硬結性紅斑では小動静脈の周囲に好中球，リンパ球，形質細胞，組織球の浸潤をともなう血栓や血管の破壊像を認める．
> - 高周波超音波検査機器 (HRUS)：
>   ・結節性紅斑は脂肪織の境界は明瞭で，血流増加は静脈が主で，単調である．
>   ・Bazin 硬結性紅斑では脂肪織の境界は不明瞭で，隔壁内部は不均一．
>   ・小動静脈の血流の増加を伴った複雑な形態を示す．

■ 臨床像

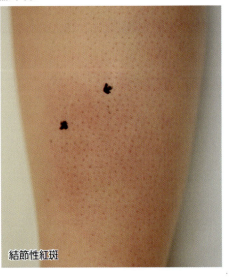

結節性紅斑

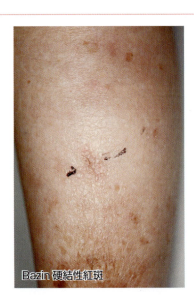

Bazin 硬結性紅斑

■ 病理組織による診断の裏付け

《結節性紅斑》

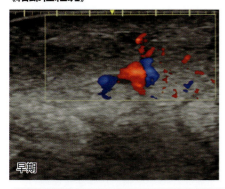
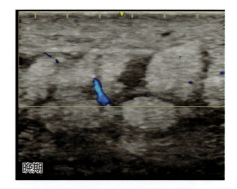

- 病変が脂肪小葉間結合織に限局するため，境界は比較的明瞭．
- 静脈が主として障害されるため，比較的太い静脈に単調な血流の増加を認める．

《Bazin 硬結性紅斑》

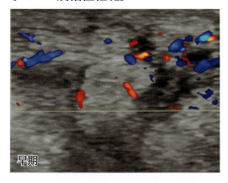
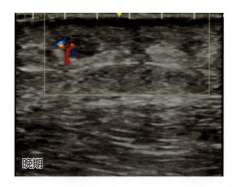

- 病変が小葉内部におよぶため，脂肪織の境界は不明瞭になり，内部は不均一．
- 動静脈ともに障害を受けるため，比較的細い動静脈の複雑な血流増加を認める．

《病理組織の比較》

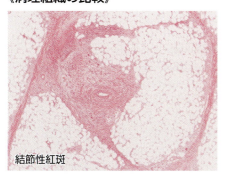
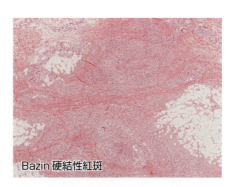

《結節性紅斑》
- 小葉間結合織が中心．
- 中央に拡張した静脈を入れる．

《Bazin 硬結性紅斑》
- 小葉内部におよぶ多様な炎症細胞．
- 小動静脈がともに障害されている．

《各論》Ⅲ．炎症性疾患

5．硬化性脂肪織炎
a．急性期

| KEYWORD | 中高年女性，下腿内側～全周性，多発，痛み，硬結，脂肪織炎，不整形低エコー領域 |

- 片側性で下腿内側に初発する例が多い．
- 下肢静脈瘤や深部静脈血栓症後，肥満体型の人に多い．
- 皮下脂肪織の小葉を主座とする脂肪変性を伴う脂肪織炎．
- 脂肪小葉内の脂肪細胞が変性，破壊され，最終的に膜嚢胞性変化をきたす．
- 超音波検査：硬結内中枢側に拍動性または定常性の血流を伴った拡張した穿通枝（静脈）．
- 高周波超音波検査機器（HRUS）：
  ・脂肪小葉のエコー輝度は上昇し高エコーとなり，真皮との境界は不明瞭となる．
  ・脈管の拡張が目立ち動脈性の拍動流，動静脈シャントの定常流を認める．

■ 臨床像

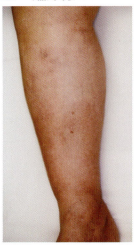
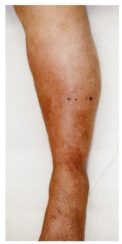

- 臨床像のポイント
  ・下腿内側より初発する例が多い．
  ・皮膚に癒合する紡錘形または索状の硬結．
  ・慢性の経過で浮腫を伴っている．
  ・炎症を伴うことが多い．
  《鑑別診断》
  ・蜂窩織炎
  ・血栓性静脈炎
  ・Bazin 硬結性紅斑
  ・結節性多発動脈炎皮膚型
  ・皮下脂肪織炎様T細胞リンパ腫

■ 超音波画像

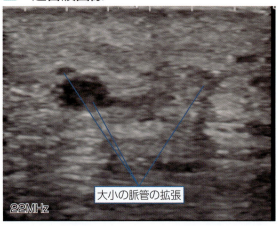

大小の脈管の拡張
22MHz

- 脂肪織
  ・脂肪織の濃度は上昇し，脂肪小葉間結合織がはっきりしない．
  ・脂肪小葉は不均一な濃度を呈している．
- 大小の脈管の拡張がみられている．
  ・組織内での微小動静脈シャントがあり，血流はBazin硬結性紅斑に似る．

156

■ 病理組織による診断の裏付け

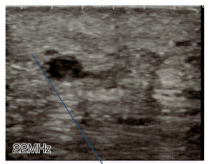
22MHz
脂肪小葉間結合織は浮腫がなく真皮と同様
脂肪小葉内の濃度が上昇し，境界が不明瞭

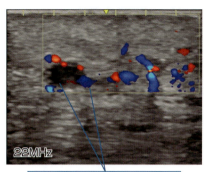
22MHz
脈管の拡張が目立つ
小血管では拍動性の血流が増加

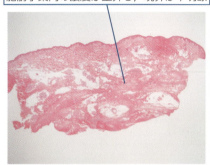

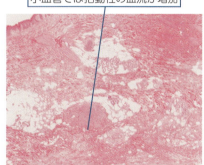

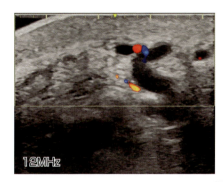
12MHz

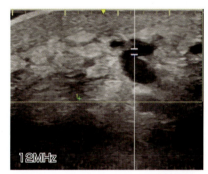
12MHz

● 12MHz
穿通枝が拡張し，血流が増加している（定常流）．

POINT ◆ 病理との対比

《病　理》
- 皮下脂肪織の小葉を主座とする脂肪変性を伴う脂肪織炎．
- 脂肪小葉内の脂肪細胞が変性，破壊され，最終的に膜嚢胞性変化をきたす．

《超音波（12MHz）》
　硬結中枢側に拡張した穿通枝を認め，穿通枝の多くは逆流を認める．

《高周波超音波検査機器（HRUS）》
- 脂肪小葉の濃度が上昇し，脂肪小葉間結合織は不鮮明，濃度は不均一．
- 大小の脈管が拡張し，拍動性・定常性の血流が増加している．

《各論》Ⅲ．炎症性疾患

5. 硬化性脂肪織炎
b. 慢性期

KEYWORD 中高年女性，下腿内側～全周性，多発，痛み，硬結，脂肪織炎，不全穿通枝

- 片側，時に両側性で下腿内側～全周性の淡紅褐色または暗紫褐色の硬結．
- 下肢静脈瘤，深部静脈機能不全，肥満などが発生要因．
- 皮下脂肪織の小葉を主座とする脂肪変性をともなう脂肪織炎．
- 脂肪小葉内の脂肪細胞が変性，破壊され，最終的に膜嚢胞性変化をきたす．
- 超音波検査：硬結内中枢側には定常性の血流を伴った拡張した不全穿通枝．
- 高周波超音波検査機器(HRUS)：
  ・脂肪小葉中心の変性のため，不均一な高エコー領域となり，脂肪小葉間結合織は分からなくなる．
  ・石灰化の強い部位は高エコー領域で，点状・巣状の高エコースポット．
  ・動静脈両者の血流増加あり．
  ・不全穿通枝は深く 12MHz でなければ観察は困難．

■ 臨床像

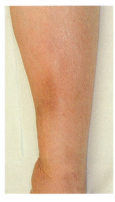

- **臨床像のポイント**
  ・下腿内側～全周性の淡紅褐色または暗紫褐色の硬結．
  ・中高年の女性に多い．
- 《鑑別診断》
  ・蜂窩織炎
  ・血栓性静脈炎
  ・Bazin 硬結性紅斑
  ・結節性多発動脈炎皮膚型
  ・皮下脂肪織炎様 T 細胞リンパ腫
  ・サルコイドーシス

■ 超音波画像

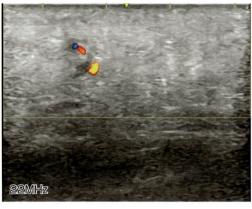

- **脂肪織**
  ・脂肪織の濃度は不均一で真皮と同程度の高エコー領域になる．
  ・脂肪小葉間結合織は埋没して分からなくなる．
  ・脂肪織内の血管は拡張し，動静脈の血流が増加している．

《各論》Ⅲ. 炎症性疾患

■ 病理組織による診断の裏付け

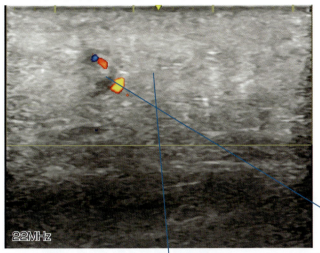
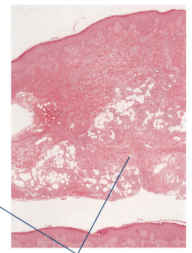

小葉間結合織は真皮と同様のエコー濃度，脂肪織内で低エコー領域．
脂肪小葉内のエコー輝度が上昇し，より境界が不明瞭

血管は拡張し，
動静脈の血流が増加

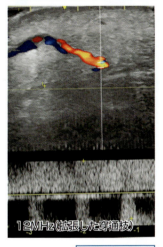
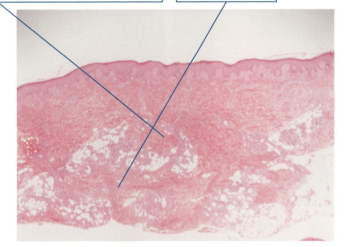

定常流を認める

POINT◆ 病理との対比

《病　理》
- 皮下脂肪織の小葉を主座とする脂肪変性を伴う脂肪織炎．
- 脂肪小葉内の脂肪細胞が変性，破壊され，最終的に膜嚢胞性変化をきたす．

《超音波》
　硬結中枢側に拡張した穿通枝を認め，血流が増加している

《高周波超音波検査機器(HRUS)》
- 脂肪小葉の変性は進行し，境界はより不明瞭になっている．
- 血管の拡張，血流は増加しているが，急性期よりも拍動性の小血管が減っている．

《各論》Ⅲ．炎症性疾患

5．硬化性脂肪織炎
c．まとめ

KEYWORD 硬結中枢側の不全穿通枝拡張，動静脈瘻，可逆性

- 硬結中枢側に穿通枝の拡張があり，同部位は穿通が通過する孔があるため触診で陥凹する．
- 穿通枝は動静脈瘻を形成しているが病状の軽快とともに動静脈シャントは消失する．

■ 特徴

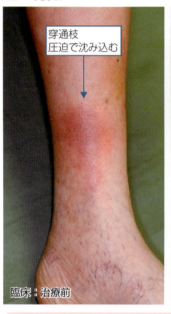

穿通枝 圧迫で沈み込む

臨床：治療前

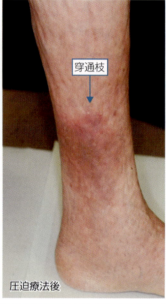

穿通枝

圧迫療法後

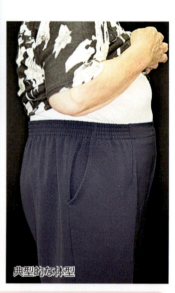

典型的な体型

- 硬結中枢側に圧迫で陥凹する穿通枝貫通部があり，圧迫療法後も周囲の硬結が残りやすい．
- 患者の典型的な体型は腹が出て骨盤からはみ出し，下腿は筋肉がなく細い．

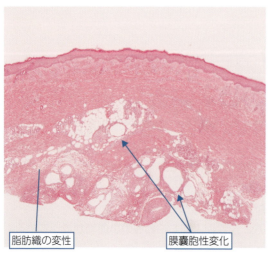

脂肪織の変性　　膜嚢胞性変化

- 組織学的特徴：脂肪織の変性と膜嚢胞性変化．
- 拡張した穿通枝（微小動静脈瘻）以前は結紮切離していたが，安静圧迫治療でも略治する例が多い．

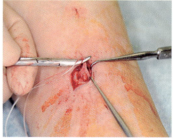

《各論》Ⅲ．炎症性疾患

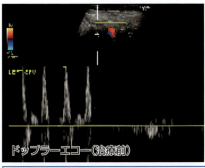
ドップラーエコー（治療前）

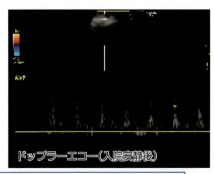
ドップラーエコー（入院安静後）

穿通枝では拍動性または定常性の血流増加．安静，圧迫療法後血流は減少している

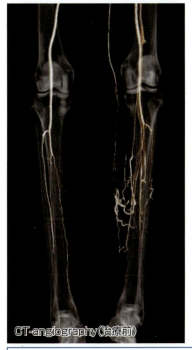
CT-angiography（治療前）

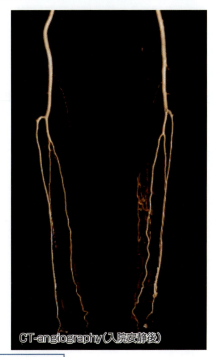
CT-angiography（入院安静後）

安静治療後にシャント量が減少しているのが分かる

POINT◆ 硬化性脂肪織炎の特徴

《病　理》
- 小葉中心の脂肪細胞の変性，膜嚢胞性変化．

《CT-angiography（CT 動脈造影）》
- 動静脈瘻，動脈相で硬結部，表在静脈が造影される．
  安静により，シャント量は減少する．

《超音波》
- 穿通枝の拡張，拍動性または定常性の血流増加．

《高周波超音波検査機器（HRUS）》
- 脂肪織内で脂肪小葉が鑑別できない．
- 動静脈両者の血流増加を認める．

《各論》Ⅲ．炎症性疾患

6．サルコイドーシス（結節型）

| KEYWORD | 結節，肉芽腫，境界明瞭，低エコー領域，血流増加なし |

- 原因不明の全身の肉芽腫性疾患．
- 結節型，局面型，びまん性浸潤型，皮下型に分類される．
- 真皮から皮下脂肪織の非乾酪性類上皮細胞肉芽腫．
- 真皮内に毛を認める．瘻孔壁は存在しない場合が多い．
- 超音波検査：境界比較的明瞭，真皮から皮下脂肪織内に血流増加を伴わない不均一な低エコー領域．
- 高周波超音波検査機器(HRUS)：
  真皮内から皮下脂肪織内に境界不明瞭な結節状の低エコー領域，非対称性だが，脂肪隔壁への浸潤などはない．

■ 臨床像

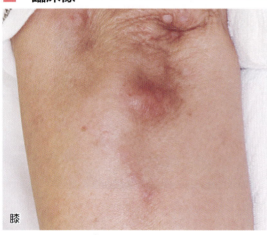

膝

●臨床像のポイント
・皮膚または皮下に癒合する硬い結節．
・炎症を伴うことが多い．
《鑑別診断》
・皮膚線維腫
・ケロイド
・隆起性皮膚線維肉腫
・急性汗腺炎

■ 超音波画像

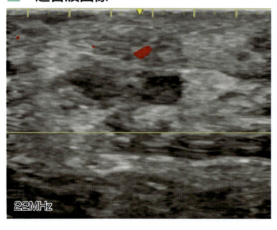

22MHz

●外郭
境界不明瞭で不整形な形態．非対称性な低エコー領域．

●内部
内部が不均一な小結節状の低エコー領域．血流増加などは少なく，残存する膠原線維は線状の高エコー領域となっている．

《各論》Ⅲ．炎症性疾患

■ 病理組織による診断の裏付け

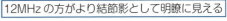
12MHzの方がより結節影として明瞭に見える

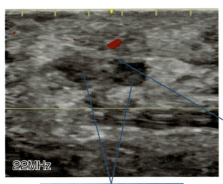
肉芽腫は境界不明瞭で不均一な小結節状の低エコー領域．炎症に伴う血流増加はない

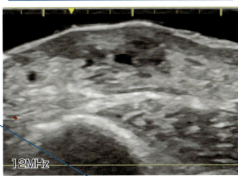
取り残された膠原線維は高エコー

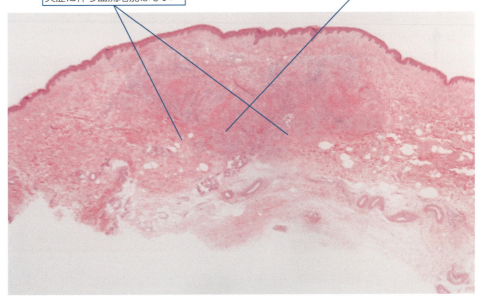

POINT◆ 病理との対比

《病　理》
- 結節型，局面型，びまん性浸潤型，皮下型に分類される．
- 真皮から皮下脂肪織の非乾酪性類上皮細胞肉芽腫．

《超音波（12MHz）》
- 境界比較的明瞭．
- 真皮から皮下脂肪織内に血流増加を伴わない不均一な低エコー領域．

《高周波超音波検査機器：(HRUS)》
- 真皮内から皮下脂肪織内に境界不明瞭な結節状の低エコー領域．
- 非対称性だが，隆起性皮膚線維肉腫や結節性紅斑のような血流の増加はない．

7. 脛骨前粘液水腫

> **KEYWORD** 下腿伸側，両側性，Basedow病，脂肪織均一，低エコー領域

- 多くは両側性で下腿前面．淡い暗紫紅色の局面状の結節．
- Basedow病患者に多い．
- 病巣部は多毛．古くなると瘢痕様に盛り上がることある．
- 真皮全層にムチン沈着，膠原線維の断裂，離開あり．
- 真皮中層から下層にかけて mucoblast（星状線維芽細胞）
- 超音波検査：真皮に境界不明瞭な低エコー領域，脂肪織は均質化し，高エコー．
- 高周波超音波検査機器(HRUS)：
  ・真皮，脂肪織の境界は不明瞭．沈着症のため炎症はなく血流は増加はない．
  ・真皮から皮下脂肪織に境界不明瞭で低エコー領域．
  ・膠原線維間にたまるムチンを表すと考えられる迷路状の低エコーあり．

■ 臨床像

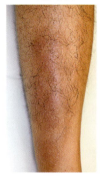
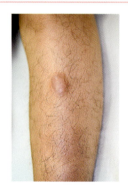

●臨床像のポイント
　下腿前面の硬結．
《鑑別診断》
　・結節性紅斑
　・硬化性脂肪織炎
　・Bazin 硬結性紅斑
　・Weber-Christian 症候群

■ 超音波画像

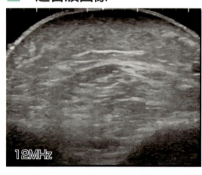
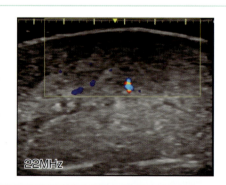

- 12MHz：表皮側に境界不明瞭な低エコー領域．脂肪織は均一な高エコー．血流増加なし．
- 22MHz：真皮全層に境界不明瞭な低エコー領域．内部に迷路状の低エコーを認める．

《各論》Ⅲ．炎症性疾患

■ **病理組織による診断の裏付け**

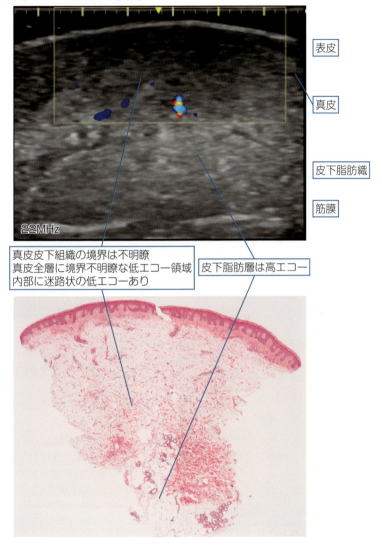

┣━━┫ **POINT◆ 病理との対比** ┣━━┫

《病　理》
- 真皮全層にムチン沈着，膠原線維の断裂，離開あり．
- 真皮中層から下層にかけて mucoblast（星状線維芽細胞）．

《超音波（12MHz）》
- 真皮に境界不明瞭な低エコー領域．脂肪織は均一な高エコー．血流増加なし．

《高周波超音波検査機器（HRUS）》
- 真皮，脂肪織の境界は不明瞭．血流は増加していない．
- 真皮から皮下脂肪織に境界不明瞭で低エコー領域．
- 横走する膠原線維が線状の高エコーとなるため，膠原線維間にたまるムチンを表すと考えられる迷路状の低エコーあり．

8. 貨幣状湿疹（慢性の湿疹性変化）

> **KEYWORD** 漿液性丘疹，貨幣，境界明瞭，表皮突起の延長，角層肥厚・菲薄化
>
> - 貨幣のごとく，境界明瞭で円形の漿液性丘疹が集簇した湿疹病巣．
> - 湿潤・痂皮を伴い，自家感作性皮膚炎の原発巣となりうる．
> - 角層は不全角化，鱗屑，痂皮．表皮は海綿状態，肥厚，表皮突起の延長．
> - 真皮浅層の血管周囲の細胞浸潤と血管拡張を認める．
> - 高周波超音波検査機器（HRUS）：
>   ・境界比較的明瞭，角層は肥厚または菲薄化・消失．
>   ・表皮を表す低エコー領域の外側への突出，肥厚．
>   ・真皮浅層では肥厚した表皮を支える植物の根のように血流と低エコー領域が下方に放射状に伸長．

■ 臨床像

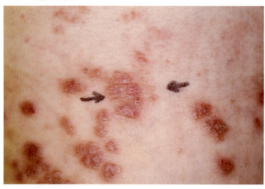

> ● 臨床像のポイント
> ・皮膚に癒合する紡錘形または索状の硬結．
> ・炎症を伴うことが多い．
>
> 《鑑別診断》
> ・蕁麻疹様紅斑
> ・多形滲出性紅斑
> ・結節性紅斑
> ・Sweet病

■ 超音波画像（22MHz）

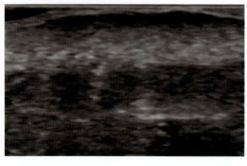
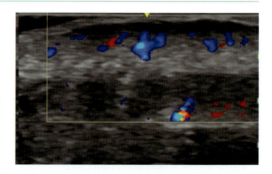

- 角層：一部で肥厚し，不均一．
- 表皮：低エコー領域は上方に突出し，肥厚している．
- 真皮：浅層では境界不明瞭な低エコー領域と血流が表皮の肥厚を支える植物の根のように放射状に伸長する．

《各論》Ⅲ．炎症性疾患

■ 病理組織による診断の裏付け

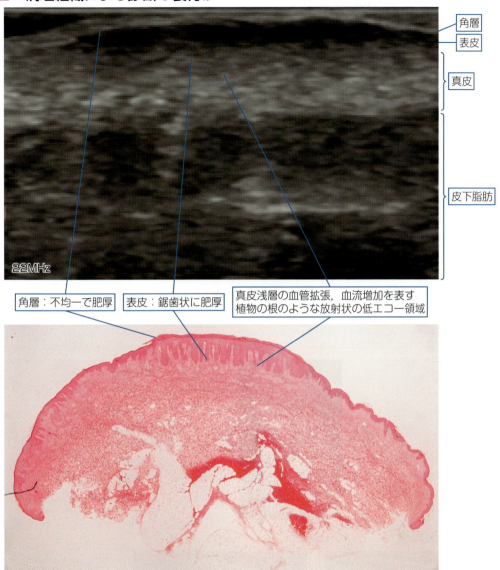

POINT◆ 病理との対比

《病理》
- 角層は不全角化，鱗屑，痂疲．表皮は海綿状態，肥厚，表皮突起の延長．
- 真皮浅層の血管周囲の細胞浸潤と血管拡張を認める．

《高周波超音波検査機器（HRUS）》
- 境界比較的明瞭，角層は肥厚または菲薄化・消失．
- 表皮を表す低エコー領域の外側への突出，肥厚．
- 真皮浅層では肥厚した表皮を支える植物の根のように，血流と低エコー領域が下方に放射状に伸長．

《各論》Ⅲ．炎症性疾患

9. 慢性痒疹
a. 痒疹結節

KEYWORD　漿液性丘疹，貨幣，境界明瞭，表皮突起の延長，角層肥厚・菲薄化

- 疾患経過が長いだけでなく，個疹の経過も長い．
- 痒疹丘疹（孤立性でほかの形態に進展しない）．
- 淡紅色のかゆみの強い膨疹状丘疹で始まり皮内に埋没する痒疹結節になる．
- 角層は不全角化，鱗屑，痂疲．表皮は肥厚，表皮突起の延長．
- 真皮浅層の血管周囲の細胞浸潤と血管拡張．真皮中下層は膠原線維の増加．
- 高周波超音波検査機器（HRUS）：
  ・角層を表す高エコー領域はやや肥厚している．
  ・表皮を表す低エコー領域は肥厚している．
  ・真皮上層では血管周囲に低エコー領域を認める．
  ・真皮中下層は低エコー領域とはならず，時にやや高エコーになる．

■ 臨床像

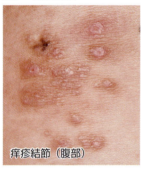
痒疹結節（腹部）

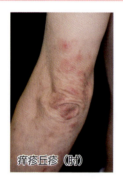
痒疹丘疹（肘）

● 臨床像のポイント
- 孤立性の丘疹．
- 硬く結節様にふれる．
- 炎症を伴うことが多い．

《鑑別診断》
- 貨幣状湿疹
- 尋常性疣贅
- 皮膚T細胞リンパ腫

■ 超音波画像

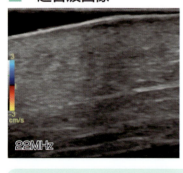
22MHz

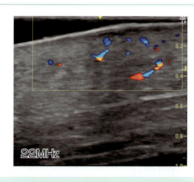
22MHz

- 角層：肥厚し，不均一．
- 表皮：低エコー領域は丘疹状に肥厚する．
- 真皮：浅層では血管とその周囲に低エコー領域を認める．低エコー領域は貨幣状湿疹に比して浅層でとどまり，真皮はやや高エコー．
- 血流は丘疹を中心に放射状に延長している．

《各論》Ⅲ．炎症性疾患

■ 病理組織による診断の裏付け

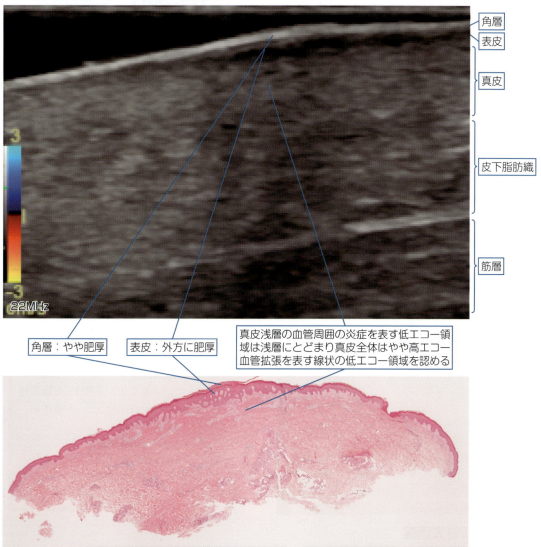

| POINT◆ 病理との対比 |

《病　理》
- 角層は不全角化，鱗屑，痂疲．表皮は肥厚，表皮突起の延長．
- 真皮浅層の血管周囲の細胞浸潤と血管拡張．
- 真皮中下層は膠原線維の増加．

《高周波超音波検査機器（HRUS）》
- 角層を表す高エコー領域はやや肥厚している．
- 表皮を表す低エコー領域は肥厚している．
- 真皮上層では血管周囲に低エコー領域を認める．
- 真皮中下層は低エコー領域とはならず，時にやや高エコーになる．

《各論》Ⅲ．炎症性疾患

9. 慢性痒疹
b. 多型慢性痒疹（膨疹状局面）

KEYWORD 漿液性丘疹，貨幣，境界明瞭，表皮突起の延長，角層肥厚・菲薄化

- 疾患経過が長いだけでなく，個疹の経過も長い．
- 膨疹状の局面内に痒疹結節を形成していく．
- 淡紅色のかゆみの強い膨疹状丘疹で始まり皮内に埋没する痒疹結節になる．
- 角層は正常．表皮はやや肥厚し，表皮突起の延長．
- 真皮上層の血管周囲の細胞浸潤．
- 真皮中下層の浮腫と血管拡張．
- 高周波超音波検査機器（HRUS）：
  ・角層は正常．表皮を表す低エコー領域はやや肥厚している．
  ・真皮上層では境界不明瞭な低エコー領域．
  ・真皮中下層は低エコー領域で，血管拡張と浮腫を認める．

■ 臨床像

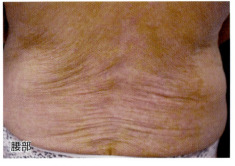
腰部

●臨床像のポイント
・膨疹状，浮腫性の紅斑の局面と痒疹丘疹，痒疹結節
《鑑別診断》
・蕁麻疹様紅斑
・蕁麻疹
・滲出性紅斑
・紅皮症

■ 超音波画像

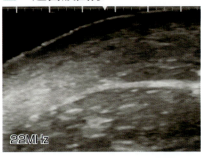
22MHz

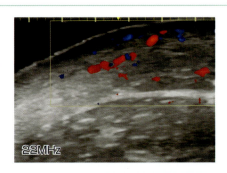
22MHz

- 形態は違うが，痒疹結節と同様のエコー所見を呈している．
- **角層**：肥厚し，不均一．
- **表皮**：低エコー領域はやや肥厚する．
- **真皮**：上層では血管とその周囲に低エコー領域を認める．低エコー領域は貨幣状湿疹に比して上層でとどまり，真皮はやや高エコー．真皮上層の低エコー領域．下層～真皮中層・下層に炎症に伴う血流増加を認める．

《各論》Ⅲ．炎症性疾患

■ 病理組織による診断の裏付け

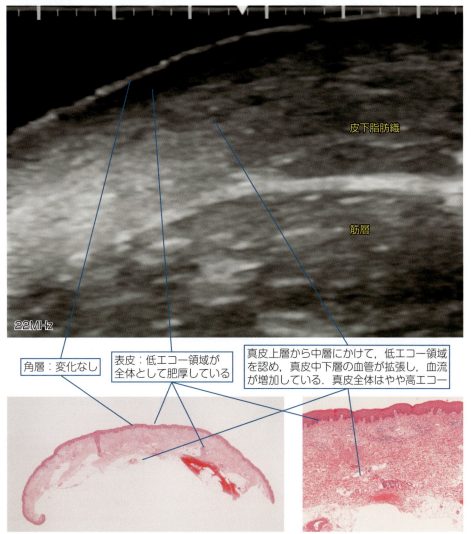

角層：変化なし

表皮：低エコー領域が全体として肥厚している

真皮上層から中層にかけて，低エコー領域を認め，真皮中下層の血管が拡張し，血流が増加している．真皮全体はやや高エコー

POINT◆ 病理との対比

《病　理》
- ●角層は正常．　●表皮はやや肥厚し，表皮突起の延長．
- ●真皮浅層の血管周囲の細胞浸潤．　●真皮中下層の浮腫と血管拡張．
- ●形態は違うが痒疹結節と同じ所見を呈しており，同じ成り立ちであることが分かる．

《高周波超音波検査機器(HRUS)》
- ●角層は正常．　●表皮を表す低エコー領域はやや肥厚している．
- ●真皮上層では境界不明瞭な低エコー領域．
- ●真皮中下層は低エコーで，血管拡張，血流増加と浮腫を認める．
- ●血流は真皮上層の低エコー領域から下方に放射状に出ている．
- ●真皮中層～下層でも血流の増加を認める．

《各論》Ⅲ．炎症性疾患

10. 扁平苔癬
a．粘膜苔癬

KEYWORD 苔癬丘疹，粘膜，境界明瞭，表皮突起の延長，帯状，角層肥厚・菲薄化

- 四肢や粘膜に好発し，扁平に隆起する淡褐色から紅紫色の鱗屑を伴う苔癬丘疹.
- 淡紅色のかゆみの強い膨疹状丘疹で始まり皮内に埋没する痒疹結節になる.
- 口腔粘膜ではレース状の白色線状．萎縮，びらん，出血，潰瘍を伴う.
- 角質の肥厚，鋸歯状の表皮突起の延長，帯状のリンパ球浸潤.
- 高周波超音波検査機器(HRUS)：
  ・角層を表す高エコー領域は不規則で肥厚と萎縮を認める.
  ・表皮を表す低エコー領域は肥厚と萎縮があり，基底層に一致して血流の増加を認める.
  ・炎症部の真皮浅層では線維増生により高エコー領域を形成する.

■ 臨床像

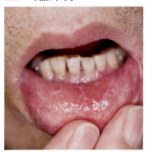
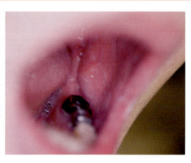

● 臨床像のポイント
・皮膚に癒合する紡錘形または索状の硬結.
・口唇・頬粘膜ではレース状の白苔を有する.
・炎症を伴うことが多い.

《鑑別診断》
・尋常性天疱瘡
・多形滲出性紅斑
・苔癬型薬疹
・固定薬疹

■ 超音波画像

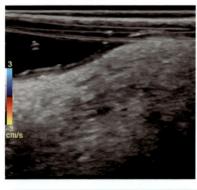
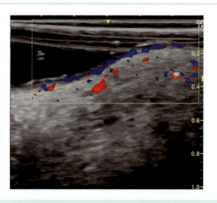

- **角層**：多くは肥厚するが，不均一で消失する部位もある．表皮突起の延長，表皮は肥厚している.
- **表皮**：表皮基底膜部に一致して血流の増加を認める.
- **真皮**：真皮内に滲出を示す低エコー領域を認めない(多形滲出性紅斑，尋常性天疱瘡との違い).

《各論》Ⅲ．炎症性疾患

■ 病理組織による診断の裏付け

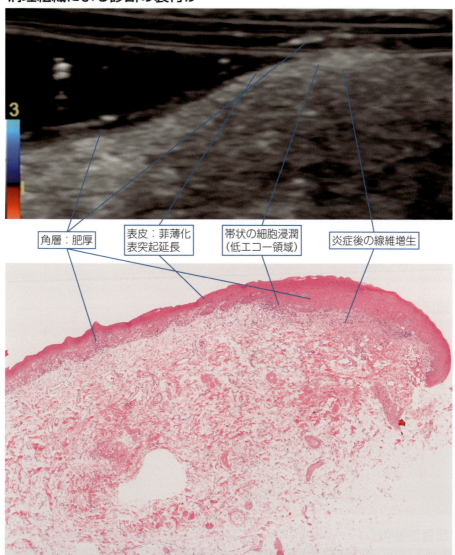

| POINT◆ 病理との対比 |

《病　理》
- 角質の肥厚．鋸歯状の表皮突起の延長．
- 真皮上層の帯状のリンパ球浸潤．

《高周波超音波検査機器(HRUS)》
- 角層を表す高エコー領域は不規則で肥厚と萎縮を認める．
- 表皮を表す低エコー領域は肥厚と萎縮があり，基底層に一致して血流の増加を認める．
- 真皮上層に帯状の細胞浸潤を示す帯状の低エコー領域．
- 真皮に滲出を示す境界不明瞭な低エコー領域はない．

《各論》Ⅲ．炎症性疾患

10. 扁平苔癬
b. 苔癬型薬疹

> **KEYWORD**　苔癬丘疹，多発，境界明瞭，表皮突起の延長，角層肥厚
>
> ●紫紅色から紫褐色の左右対称性に多発する境界明瞭な苔癬丘疹．
> ●部分的な顆粒層の菲薄化，不全角化．
> ●表皮突起の延長，基底層の液状変性，真皮上層の炎症細胞浸潤．
> ●高周波超音波検査機器（HRUS）：
> 　・角層の肥厚した不全角化は不規則に高エコー領域．
> 　・表皮を表す低エコー領域は下方に凹凸のある低エコー領域で境界不明瞭．
> 　・真皮上層に細胞浸潤を示す境界不明瞭な低エコー領域．
> 　・真皮上層に限局して血管の拡張と血流増加を認める．

■ **臨床像**

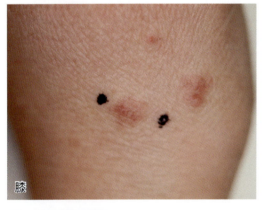

●臨床像のポイント
　鱗屑を付す紫紅色から紫褐色の境界明瞭な苔癬丘疹．
《鑑別診断》
　・扁平苔癬
　・多形滲出性紅斑
　・多形慢性痒疹
　・貨幣状湿疹

■ **超音波画像**

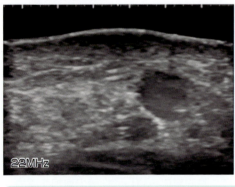
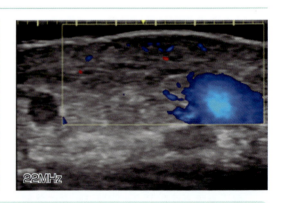

●角層：肥厚した不全角化は一部厚く高エコー領域となる．
●表皮：表皮突起は延長し，下方に凹凸のある肥厚した低エコー領域としてとらえられる．
●真皮：真皮上層は炎症細胞浸潤に伴う境界不明瞭な低エコー領域と血管拡張を認め，真皮上層の低エコー領域下縁に沿って限局する血流の増加を認める．

《各論》Ⅲ．炎症性疾患

■ **病理組織による診断の裏付け**

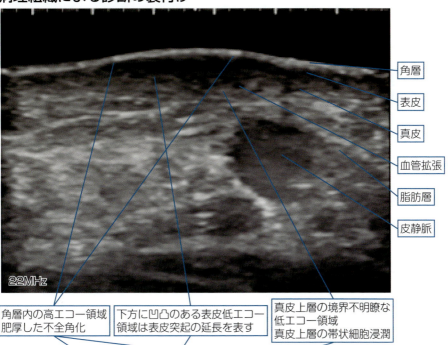

角層
表皮
真皮
血管拡張
脂肪層
皮静脈

角層内の高エコー領域 肥厚した不全角化
下方に凹凸のある表皮低エコー領域は表皮突起の延長を表す
真皮上層の境界不明瞭な低エコー領域 真皮上層の帯状細胞浸潤

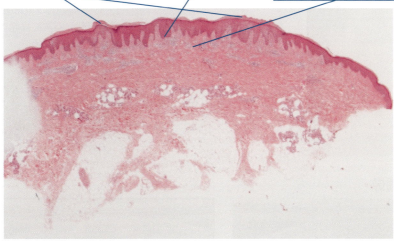

| POINT ◆ 病理との対比 |

《病　理》
- 部分的な顆粒層の菲薄化，不全角化．
- 表皮突起の延長，基底層の液状変性，真皮上層の炎症細胞浸潤．

《高周波超音波検査機器（HRUS）》
- 角層の肥厚した不全角化は不規則に高エコー領域．
- 表皮を表す低エコー領域は凹凸のある低エコー領域で境界不明瞭．
- 真皮上層に細胞浸潤を示す境界不明瞭な低エコー領域．
- 真皮上層の低エコー領域下縁に限局して血管の拡張と血流の増加を認める．

《各論》Ⅲ．炎症性疾患

11．固定薬疹

KEYWORD 紫紅色局面，四肢・粘膜移行部，基底層の液状変性，個細胞角化

- 口唇，外陰部など皮膚粘膜移行部や四肢に好発する．
- 境界明瞭で円形または楕円形の褐色，紅色，紫紅色局面で，時に水疱形成をきたす．
- 表皮細胞の個細胞壊死，基底層の液状変性をきたす．
- 真皮上層にはメラニンを貪食したマクロファージを認める．
- 高周波超音波検査機器(HRUS)：
  ・表皮から真皮上層に帯状の低エコー領域を認める．
  ・低エコー領域は比較的境界明瞭．
  ・基底層から真皮上層低エコー領域に一致して血流の増加を認める．

■ 臨床像

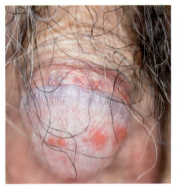

● 臨床像のポイント
口唇，外陰部などの皮膚粘膜移行部や四肢に好発する境界明瞭な紫紅色斑．
《鑑別診断》
　・扁平苔癬
　・多形滲出性紅斑
　・蕁麻疹様紅斑
　・類天疱瘡
　・天疱瘡

■ 超音波画像

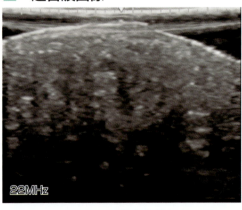
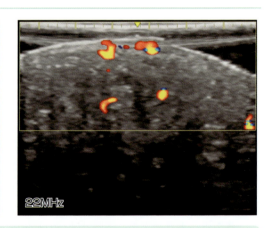

- 角層：不均一．表皮を表す低エコー部は不規則に肥厚している．
- 表皮：表皮基底膜部に一致して血流の増加を認める．
- 真皮：真皮内に滲出を示す低エコー領域を認めない(多形滲出性紅斑，天疱瘡との違い)．

《各論》Ⅲ. 炎症性疾患

■ 病理組織による診断の裏付け

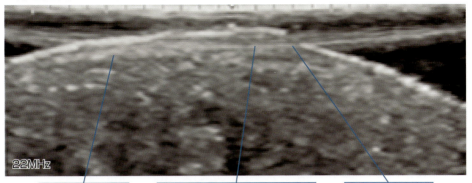

炎症後の線維増生　　帯状の細胞浸潤（低エコー領域）　　びらん：角層欠損

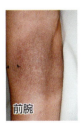
前腕

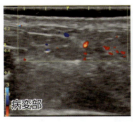
病変部

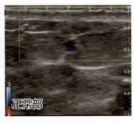
正常部

● 寛解期の病変
基底層から真皮上層の構造は不明瞭になっているが，基底層から真皮上層の血流は急性期より低下．

POINT◆ 病理との対比

《病　理》
- 表皮細胞の個細胞壊死，基底層の液状変性をきたす．
- 真皮上層にはメラニンを貪食したマクロファージを認める．

《高周波超音波検査機器（HRUS）》
- 表皮細胞部から真皮上層に低エコー領域を認める．
- 低エコー領域は比較的境界明瞭．
- 基底層から真皮上層に血流は急性期より低下．

《各論》Ⅲ．炎症性疾患

12．光沢苔癬

> **KEYWORD**　2mm 程度の常色小結節，真皮乳頭層肉芽腫，claw clutching a ball
>
> ● 小児期もしくは青年期に生じる 2mm 程度の常食小結節．
> ● 上肢，体幹，陰茎に好発．慢性に経過し，癒合傾向なし．
> ● 表皮直下の拡張した真皮乳頭層に境界明瞭な肉芽腫性病変．
> ● 乳頭間隆起 rete ridge が延長し，ボールをつかむ鉤爪（claw clutching a ball 様）
> ● 高周波超音波検査機器(HRUS)：
> 　・角層の一部に錯角化を示す低エコー領域．
> 　・表皮の一部に境界明瞭で小さい低エコー領域．
> 　・claw clutching a ball 様の変化あり．
> 　・病変部に血流増加なし．

■ 臨床像

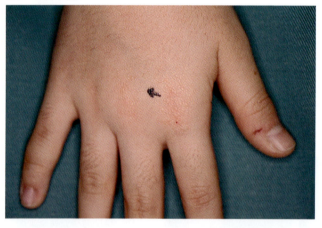

● 臨床像のポイント
　光沢を有する孤立性粟粒大丘疹．
《鑑別診断》
　・青年性扁平苔癬
　・湿疹丘疹
　・尋常性疣贅
　・手湿疹

■ 超音波画像

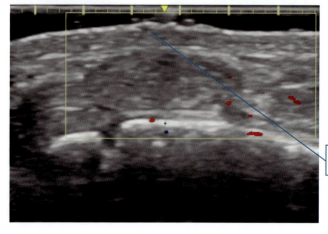

● 角層は不均一な部位があり一部で低エコー．
● 表皮の一部に境界明瞭な小さい低エコー領域．
● 病変部に血流の増加なし．

ボールをつかむ鉤爪
claw clutching a ball

《各論》Ⅲ．炎症性疾患

■ 病理組織による診断の裏付け

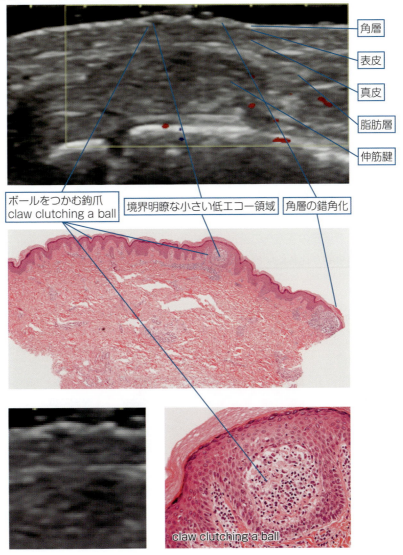

| POINT ◆ 病理との対比 |

《病　理》
- 表皮直下の拡張した真皮乳頭層に境界明瞭な肉芽腫性病変．
- 乳頭間隆起 rete ridge が延長し，ボールをつかむ鈎爪（claw clutching a ball 様）．

《高周波超音波検査機器(HRUS)》
- 角層の一部に錯角化を示す低エコー領域．
- 表皮の一部に境界明瞭で小さい低エコー領域．
- claw clutching a ball 様の変化あり．
- 真皮上層病変部に一致してわずかに低エコー領域を認める．
- 病変部に血流増加なし．

《各論》Ⅲ．炎症性疾患

13. アミロイド苔癬

> **KEYWORD**　おろし金状，毛孔に一致しない小結節，乳頭層にアミロイド沈着

- 下腿前面に好発．おろし金状．毛包に一致しない角化を伴った小結節．
- 真皮乳頭層に塊状のダイロン染色で赤橙色に染色される無構造物質（アミロイド）あり．
- 沈着物周囲の表皮突起が延長する．
- 表皮は正常角化性の過角化，顆粒層も肥厚．
- 高周波超音波検査機器(HRUS)：
  ・小結節部位の角層は肥厚し，やや高エコー．
  ・真皮および表皮の下方への延長を認める．
  ・乳頭層は境界が比較的明瞭で真皮内では低エコー領域を認める．

■ 臨床像

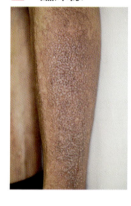
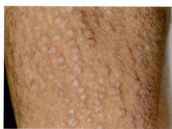

● 臨床像のポイント
鱗屑を付す紫褐色の境界明瞭な苔癬丘疹．
《鑑別診断》
・光沢苔癬
・痒疹丘疹
・尋常性疣贅

■ 超音波画像

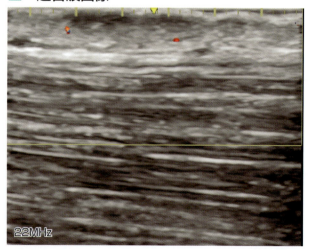

- 小結節部の角層は肥厚している．
- 表皮は結節部で肥厚し，境界不明瞭に下方に延長している．
- アミロイド沈着と考えられる小結節部の真皮では境界やや明瞭に低エコー領域を形成している．
- 明らかな血流増加はない．

■ 病理組織による診断の裏付け

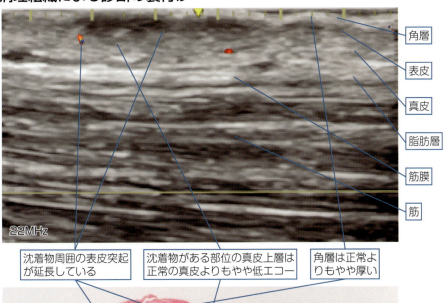

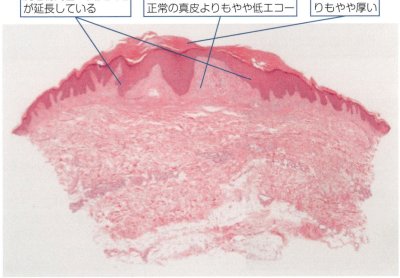

POINT◆ 病理との対比

《病理》
- 真皮乳頭層に塊状のダイロン染色で赤橙色に染色される無構造物質（アミロイド）あり．
- 沈着物周囲の表皮突起が延長する．
- 表皮は正常角化性の過角化，顆粒層も肥厚．

《高周波超音波検査機器（HRUS）》
- 小結節部位の角層は肥厚し，やや高エコー．
- 真皮および表皮の下方への延長を認める．
- 真皮乳頭層～上層には境界が比較的明瞭な低エコー領域を認める．
- 病変部に明らかな血流増加なし．
- 炎症が主ではなく，沈着症などが疑われる．

《各論》Ⅲ. 炎症性疾患

14. 円板状エリテマトーデス

KEYWORD 境界明瞭な紅斑，毛孔の開大，表皮菲薄化，基底膜肥厚，液状変性

- 境界明瞭でやや隆起する紅斑 毛孔の開大，角栓あり．
- 角層の増殖と毛包角栓．表皮層の萎縮，基底細胞層の液状変性．
- 真皮上層の細小血管の拡張と周囲へのリンパ球浸潤．
- 真皮膠原線維の膨化，ムチン沈着．
- 高周波超音波検査機器（HRUS）：
  ・肥厚した角層を表す帯状の高エコー下に，毛包部は円錐状の低エコー．
  ・毛包先端部に角栓を表す点状の高エコー．
  ・真皮上層では表皮細胞から下方に炎症を表す帯状の低エコー領域．
  ・真皮中下層はムチン沈着を表す斑状の低エコー．
  ・真皮上層から中層に血流の増加を認める．

■ 臨床像

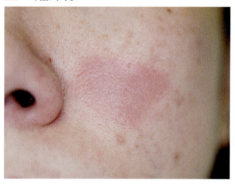

● 臨床像のポイント
・皮膚に癒合する紡錘形または索状の硬結．
・炎症を伴うことが多い．
《鑑別診断》
・蕁麻疹様紅斑
・多形滲出性紅斑
・膨疹
・固定薬疹

■ 超音波画像

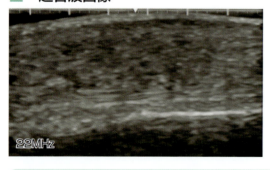
22MHz

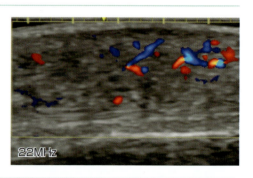
22MHz

- **角層**：肥厚し，不均一．
- **表皮**：表皮を示す低エコー領域は鋸歯状に下方に延長している．
- **真皮**：真皮上層では毛包，血管とその周囲を中心に境界不明瞭な低エコー領域を認める．
- 炎症に伴うと考えられる血流は扁平苔癬型の低エコー下縁ではなく，真皮中層を中心としている．

《各論》Ⅲ．炎症性疾患

■ 病理組織による診断の裏付け

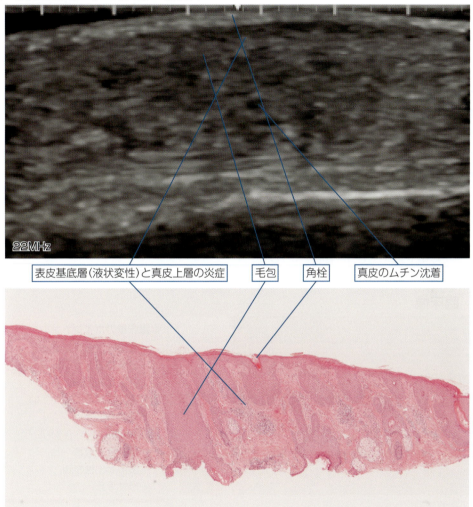

表皮基底層（液状変性）と真皮上層の炎症　　毛包　　角栓　　真皮のムチン沈着

|||POINT◆ 病理との対比|||

《病 理》
- 角層の増殖と毛包角栓．表皮層の萎縮，基底細胞層の液状変性．
- 真皮上層の細小血管の拡張と周囲へのリンパ球浸潤．
- 真皮膠原線維の膨化，ムチン沈着．

《高周波超音波検査機器（HRUS）》
- 肥厚した角層を表す帯状の高エコー下に，毛包部は円錐状の低エコー．
- 毛包先端部に角栓を表す点状の高エコー．
- 真皮上層では表皮細胞から下方に炎症を表す帯状の低エコー領域．
- 真皮中下層はムチン沈着を表す斑状の低エコー．
- 血流は真皮上層〜中層主体に増加しており，扁平苔癬型の低エコー下縁から放射状に伸びるものではないことが鑑別となる．

15. 水疱性類天疱瘡

KEYWORD　緊満性水疱，表皮下水疱，好酸球浸潤，表皮細胞下低エコー

- 高齢者．全身に搔痒を伴う浮腫性の紅斑と緊満性水疱．
- 表皮下水疱，表皮内，水疱内の好酸球浸潤を認める．
- 真皮上層の好酸球浸潤を伴う浮腫．
- 高周波超音波検査機器（HRUS）：
  ・角層下に表皮細胞層を表す低エコー．
  ・表皮真皮境界部に水疱を表す内部に血流を伴わない強度の低エコー領域．
  ・真皮浅層では血管周囲に低エコー領域を認める．
  ・真皮中下層は低エコー領域とはならない．

■ 臨床像

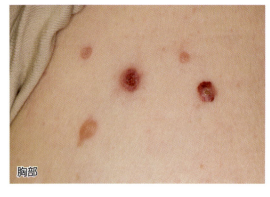
胸部

● 臨床像のポイント
・緊慢性水疱を形成する．
・皮膚に癒合する紡錘形または索状の硬結．
・炎症を伴うことが多い．
・高齢者に多い．

《鑑別診断》
・尋常性天疱瘡
・多形滲出性紅斑
・急性痒疹

■ 超音波画像

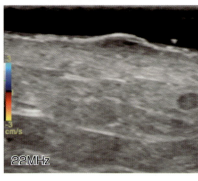
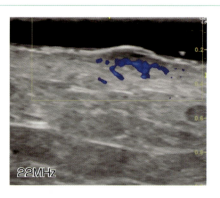

- **角層**：角層下に表皮を表す線状の低エコー領域を認める．
- **表皮**：表皮真皮間に紡錘形の低エコー領域，内部血流なく水疱は囊腫状．
- **真皮**：水疱下の真皮は浮腫を示す境界不明瞭な低エコー領域．
- 血流は低エコー下縁より放射状に増加している．

《各論》Ⅲ．炎症性疾患

■ 病理組織による診断の裏付け

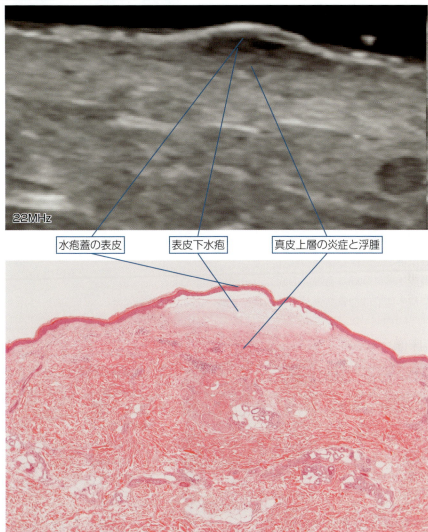

水疱蓋の表皮　　表皮下水疱　　真皮上層の炎症と浮腫

POINT◆ 病理との対比

《病　理》
- 表皮下水疱，表皮内，水疱内の好酸球浸潤．
- 真皮上層の好酸球浸潤を伴う浮腫．

《高周波超音波検査機器（HRUS）》
- 角層下に表皮細胞層を表す低エコー．
- 表皮真皮境界部に水疱を表す内部に血流を伴わない強度の低エコー領域．
- 真皮浅層では血管周囲に低エコー領域を認める．
- 真皮中下層は低エコー領域とはならず，時にやや高エコーになる．
- 血流は低エコー下縁より放射状に増加している．

《各論》Ⅲ．炎症性疾患

16．滴状類乾癬

KEYWORD　粃糠性鱗屑，境界明瞭，角層肥厚，不全角化

- 粃糠性鱗屑を伴う表在性の潮紅．かゆみはあまりない．
- 初発疹は留針大，膨疹状の小丘疹．わずかに扁平に盛り上がり淡紅色．
- 不全角化．表皮下層に細胞浸潤，表皮細胞間浮腫，細胞浮腫．
- 真皮乳頭層から乳頭下層に密な小円形細胞浸潤．
- 急性苔癬状粃糠疹では血管周囲の炎症．
- 高周波超音波検査機器(HRUS)：
  ・角層は不均一．
  ・表皮はやや肥厚し線状の低エコー．
  ・真皮上層に限局する帯状の低エコー領域を認める．
  ・真皮中層では血管拡張があり，真皮下層の血流増加を認める．

■ 臨床像

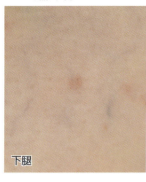
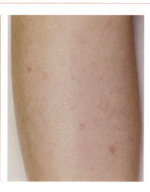

●臨床像のポイント
粃糠性鱗屑を留針大の膨疹状の淡紅色小丘疹．
《鑑別診断》
・滴状乾癬
・苔癬型薬疹
・蕁麻疹
・痒疹

■ 超音波画像

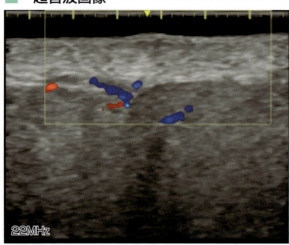

- ●角層：不均一．
- ●表皮：やや肥厚し，線状の低エコー．
- ●真皮：真皮上層に帯状の低エコー領域．真皮中層から樹枝状円形の血管拡張と考えられる低エコー領域が伸びている．

《各論》Ⅲ．炎症性疾患

■ 病理組織による診断の裏付け

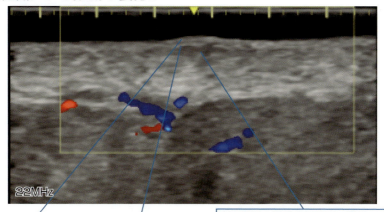

角層：不均一　一部不全角化

表皮：やや肥厚し，線状の低エコー表皮細胞間浮腫，表皮肥厚

真皮浅層：帯状の低エコー領域　乳頭層から乳頭下層に密な細胞浸潤

真皮中層：樹枝状の低エコー　血管周囲の細胞浸潤と浮腫

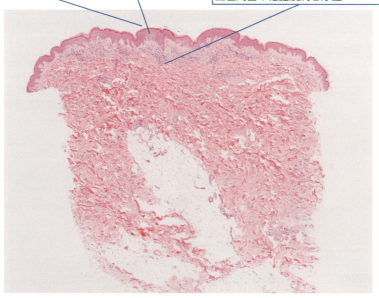

POINT◆ 病理との対比

《病理》
- 不全角化．表皮下層に細胞浸潤，表皮細胞間浮腫，細胞浮腫．
- 真皮乳頭層から乳頭下層に密な小円形細胞浸潤．
- 急性苔癬状粃糠疹では血管周囲の炎症．

《高周波超音波検査機器（HRUS）》
- 角層は不均一．
- 表皮はやや肥厚し線状の低エコー．
- 真皮上層に帯状の低エコー領域．
- 真皮中層より血管を思わせる樹枝状または類円形の低エコー．

《各論》Ⅲ．炎症性疾患

17．斑状類乾癬（菌状息肉症［紅斑期］）

KEYWORD 粃糠性の鱗屑，不全角化，表皮向性，角層下低エコー，菌状息肉症

- 手掌，足蹠以外の全身に多発する．菌状息肉症に移行する可能性が高い．
- 粃糠性の鱗屑を付着する手掌大までの境界明瞭な斑．浸潤を触れない．
- 不全角化，表皮内へのリンパ球浸潤（表皮向性）．
- 真皮乳頭層から乳頭下層に細胞浸潤．
- 高周波超音波検査機器（HRUS）：
  ・角層は不均一．
  ・表皮は線状の低エコー領域で，肥厚なし．
  ・真皮浅層に炎症に伴う低エコー領域なし．
  ・真皮内のリンパ球浸潤に沿って血流の増加を認める．

■ 臨床像

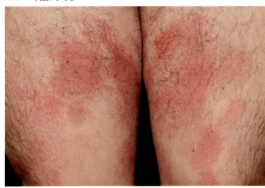

- 臨床像のポイント
  粃糠性の鱗屑を付着する浸潤を伴わない斑．
  《鑑別診断》
  ・菌状息肉症
  ・薬疹
  ・蕁麻疹

■ 超音波画像

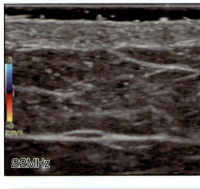
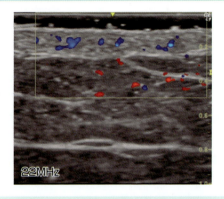

- 角層：不均一．
- 表皮：肥厚はない．
- 真皮：上層に炎症に伴う低エコー領域なし．真皮上層～中層に増加した血流が帯状に並んでいる．

《各論》Ⅲ．炎症性疾患

■ 病理組織による診断の裏付け

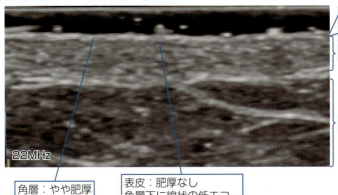

角層：やや肥厚　　表皮：肥厚なし
　　　　　　　　　角層下に線状の低エコー

- 炎症性の疾患ではないため表皮の肥厚や真皮の炎症に伴う低エコーなどの変化がない．
- 血流増加はCD4浸潤細胞と同じ部位にあることが興味深い．
- 真皮乳頭層から真皮付属器周囲の細胞浸潤に沿って血流の増加を認める．

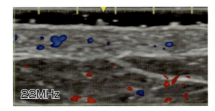
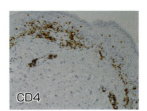

POINT◆ 病理との対比

《病　理》
- 不全角化，表皮内へのリンパ球浸潤（表皮向性）．
- 真皮乳頭層から乳頭下層に細胞浸潤．

《高周波超音波検査機器（HRUS）》
- 角層は不均一．
- 表皮は線状の低エコー．肥厚なし．
- 真皮浅層に炎症に伴う低エコー領域なし．
- 真皮内のリンパ球浸潤に沿って血流の増加を認める（CD4）．

《各論》 Ⅳ．循環障害・血管炎

《各論》Ⅳ. 循環障害・血管炎

1. 動脈系疾患

> **KEYWORD**　動脈，血栓・塞栓，血管炎，障害血管
>
> - 真皮乳頭下層レベルの血管障害では境界明瞭な点状紫斑．
> - 真皮皮下組織境界部の血管障害では livedo．
> - 筋膜部より中枢部の血管障害では冷感，潰瘍，壊疽．
> - 血栓症では血管を選ばないため，不均一な深さの障害．
> - 血管炎，末梢動脈疾患 peripheral artery disease(PAD)は均一な皮膚症状．
> - 動脈疾患の検査は血管の種類(太さ)で決まる．
>   中大血管：ankle branchial index(ABI), skin perfusion pressure(SPP), CT-angiography(CTA), MR-angiography(MRA), 超音波検査，血管造影．
>   細小血管：(高周波)超音波検査，皮膚・筋生検．

■ 動脈系疾患の血管と臨床

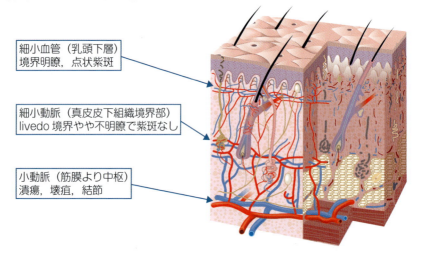

細小血管（乳頭下層）
境界明瞭，点状紫斑

細小動脈（真皮皮下組織境界部）
livedo 境界やや不明瞭で紫斑なし

小動脈（筋膜より中枢）
潰瘍，壊疽，結節

■ 表1 動脈系疾患の種類

末梢動脈疾患(PAD)
閉塞性動脈硬化症，Buerger 病
血栓塞栓症
凝固異常症(プロテインS, プロテインCなど),
心房細動に伴う急性動脈閉塞症，コレステリン血栓塞栓症，脂肪塞栓，
抗リン脂質抗体症候群
血管炎
IgA 血管炎，結節性多発動脈炎，巨細胞性血管炎
多発血管炎性肉芽種，好酸球性肉芽腫性血管炎

■ 表2 動脈疾患の血管障害部位と臨床

1) 血管内の障害(血栓症, 塞栓症など)
血栓症では障害血管を選ばないため, 大小不同で不整形.
塞栓症では塞栓の大きさで障害血管が決定する(脂肪塞栓：細小血管, コレステリン：細小動脈).
2) 血管壁の障害(血管炎, 動脈硬化症など)
標的となる血管が決まっている
均一な病変を形成する
3) 血管外の障害(Ehlers-Danlos, 老人性紫斑など)

■ 血管の種類と検査法

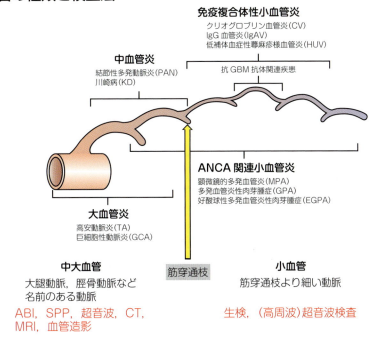

図1. 血管の種類と検査法
検査法は血管の種類(太さ)で決まる. 大動脈とその枝(大腿動脈, 下腿3分枝)はABI, SPP, CTA, MRAで評価できるが, それ以下の血管は超音波検査や生検で評価するしかない.

POINT◆ 動脈疾患の血管障害部位と検査法

- 動脈疾患では障害される血管の深さで皮膚症状が決定する.
- 乳頭下層では境界明瞭な点状紫斑, 真皮皮下組織境界部ではlivedoなど.
- 血管壁の障害(血管炎・PAD)では同種の血管が障害されるため均一な症状となる.
- 血管内の障害(血栓症)では多種の血管が障害されるため不均一な症状となる.
- 動脈の検査は血管の種類(太さ)によって検査法が異なる.
  - 中大動脈ではABI, SPP, CTA, MRA, 超音波検査, 血管造影.
  - 小動脈〜細小血管では超音波検査, 細小血管では高周波超音波検査(HRUS), 生検.

《各論》Ⅳ. 循環障害・血管炎

2. IgA 血管炎
a. 超音波と病理

KEYWORD 小児，細小血管，真皮上層，血管炎，IgA，palpable purpura，下床に癒合する皮下腫瘤，初期に痛み，圧痛あり

- 小児に多い．下腿，時に大腿，上肢，顔面におよぶ紫斑（palpable purpura）．
- 帽針頭大〜小豆大の紅斑・丘疹性変化．直ちに紫斑性となる．
- 皮膚以外に関節（関節痛），消化管（腹痛），腎も罹患する．
- 真皮上層（時に下層まで）細小血管周囲にフィブリンの析出，好中球の核破砕像を伴う浸潤および出血，細小血管壁に IgA の沈着．
- 高周波超音波検査機器（HRUS）：
  ・表皮，角層に変化を伴わない．
  ・真皮上層の低エコー領域，血管周囲はより低エコー．
  ・周囲に血流の増加を伴う．

■ 臨床像

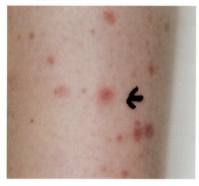
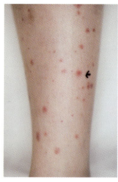

● 臨床像のポイント
palpable purpura．
帽針頭大〜小豆大の紅斑・丘疹性変化．
《鑑別診断》
・単純性紫斑
・虫刺症
・血小板減少性紫斑病
・紫斑型薬疹

■ 超音波画像

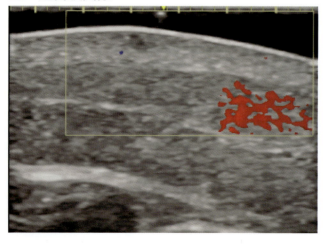

● 角層・表皮
変化なし．
● 真皮
・丘疹下に低エコー領域を認める．
・血管周囲では炎症によってより低エコーとなる．
・急性期では血管周囲血流が増加している．
● 皮下脂肪織
皮下脂肪織上層の隔壁が浮腫で肥厚．

《各論》Ⅳ. 循環障害・血管炎

■ 病理組織による診断の裏付け

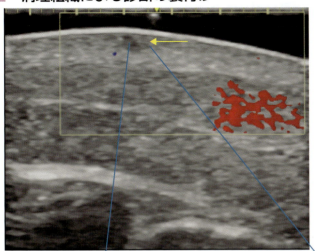

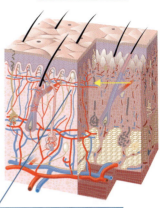

乳頭下層の血管を中心とした血管炎

角層，表皮に変化なし

丘疹直下には境界不明瞭な低エコー領域を認める．血管周囲の炎症に沿ってより低エコーとなる

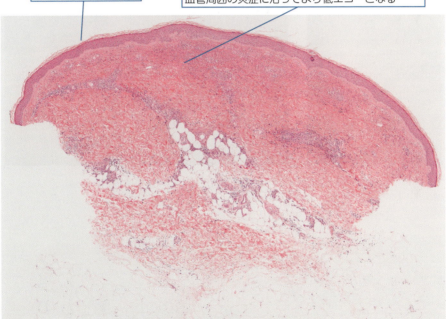

POINT◆ 病理との対比

《病 理》
- 真皮上層（時に下層まで）細小血管周囲にフィブリンの析出．
- 好中球の核破砕像を伴う浸潤および出血，細小血管壁に IgA の沈着．

《高周波超音波検査機器（HRUS）》
- 表皮，角層に変化を伴わない．
- 真皮上層の低エコー領域，血管周囲は炎症に伴う浮腫でより低エコー．
- 急性期では周囲に炎症に伴う血流の増加を伴う．

《各論》Ⅳ. 循環障害・血管炎

2. IgA 血管炎
b. 血流と血管の関係

KEYWORD HRUSで血管炎を見ると血管炎のある血管と血流の増加部位が一致する

■ 血流と血管の関係

● 高周波超音波検査機器（HRUS）
・真皮はやや肥厚している．
・真皮上層に境界不明瞭な低エコー領域．
・HRUSで血流の増加した部位の病理組織では炎症を伴った血管を認める．

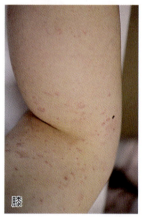
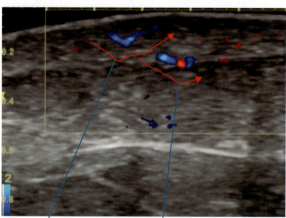
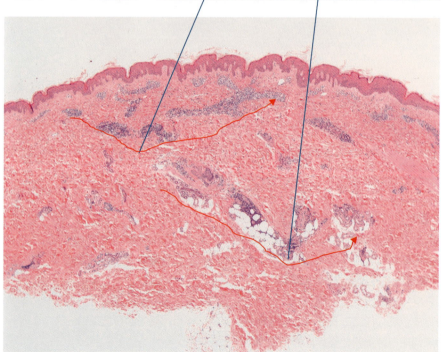

炎症の強い IgA 血管炎

● 高周波超音波検査機器（HRUS）
・血管炎による表皮の栄養障害により表皮は変性し，角層は不整になっている．
・血疱を形成し変性した部位では直下に境界明瞭な低エコー領域を認め，周囲に炎症を示す境界不明瞭な低エコーが広がっている．
・血流の増加部位の周囲に炎症を伴った血管を認める．

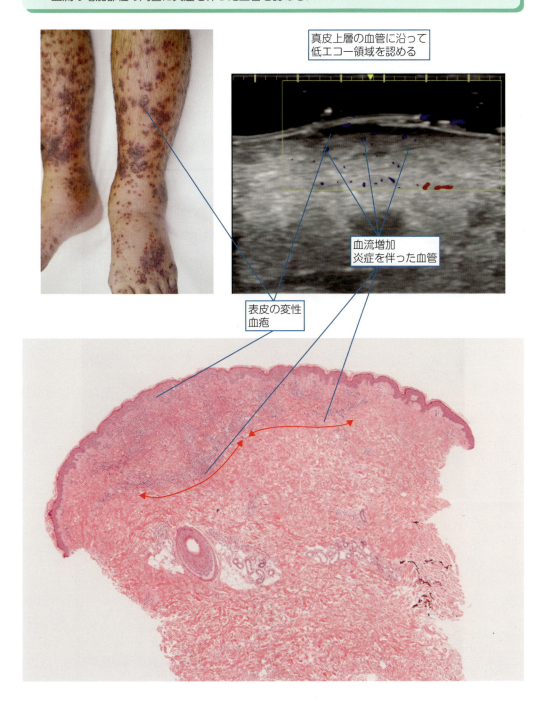

真皮上層の血管に沿って低エコー領域を認める

血流増加
炎症を伴った血管

表皮の変性
血疱

3. 血管炎のない細小血管の障害（特発性血小板減少性紫斑）

KEYWORD 小児，粘膜の紫斑，大小不同，浸潤なし，血流増加なし

- 四肢，体幹，口腔粘膜粘膜に種々の大きさの紫斑（点状紫斑，斑状紫斑）．
- 軽い打撲による紫斑は血小板8万以下，自然出血は5万以下．
- 慢性型では皮膚症状は軽く，小児や症候性の急性の血小板減少症に多い．
- 炎症がない．
- 高周波超音波検査機器（HRUS）：
  ・真皮上層から皮下脂肪織に境界不明瞭な低エコー領域を認める．
  ・低エコー領域周囲に炎症を示す血流増加はない．

■ 臨床像

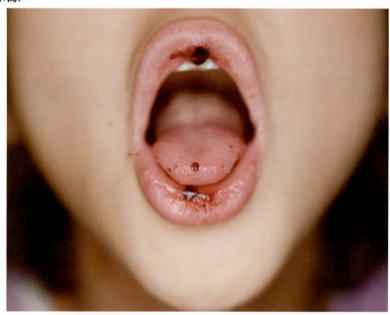

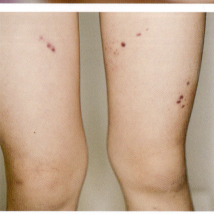

● 臨床像のポイント

下肢だけでなく，粘膜にも大小不同で浸潤を触れない紫斑を認める．

《鑑別診断》
・IgA血管炎
・皮膚アレルギー性血管炎
・播種性血管内凝固症候群（DIC）
・紫斑型薬疹

《各論》Ⅳ．循環障害・血管炎

■ 超音波画像
《血小板減少性紫斑　4歳女児》

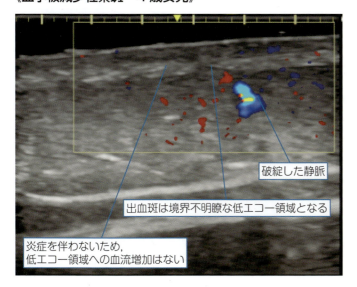

破綻した静脈
出血斑は境界不明瞭な低エコー領域となる
炎症を伴わないため，低エコー領域への血流増加はない

《IgA血管炎　7歳女児》

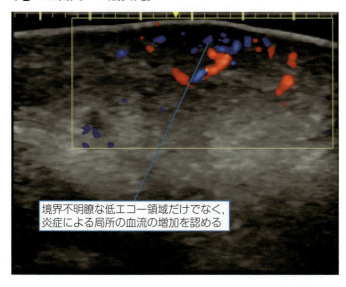

境界不明瞭な低エコー領域だけでなく，炎症による局所の血流の増加を認める

● 血小板減少性紫斑
　・真皮上層から皮下脂肪織に境界不明瞭な低エコー領域を認める．
　・血流の増加はない．
● IgA血管炎
　真皮上層を中心とした境界不明瞭な低エコー領域とその部位に向かう血流の増加を認める．

| POINT◆ 血小板減少性紫斑とIgA血管炎との対比 |

《高周波超音波検査機器（HRUS）》
● 血小板減少性紫斑では真皮上層から皮下脂肪織に境界不明瞭な不整形でまだらの低エコー領域．炎症を伴わないため，血流の増加を認めない．
● IgA血管炎では真皮上層に強い境界不明瞭な低エコー領域を認め，周囲に炎症による血流の増加を認める．

4. IgA血管炎と鑑別が必要な紫斑（単純性紫斑）

> **KEYWORD** 20歳台女性，粟粒大から米粒大紫斑，浸潤を触れない
>
> - 20歳台の女性に多い．一般検査で出血性素因なし．
> - 皮下に癒合し，初期により硬く触れる．紫斑はない．
> - 表在性で浸潤を触れない粟粒大から半米粒大の点状紫斑．
> - 四肢を中心．口腔粘膜などに出血なく，臓器症状なし．
> - 病理：真皮上層に非炎症性の出血．
> - 高周波超音波検査機器（HRUS）：
>   ・真皮上層に帯状の低エコー領域．
>   ・炎症に伴う血流増加はない．

■ 臨床像

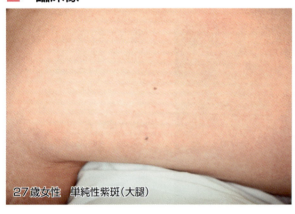

27歳女性　単純性紫斑（大腿）

- **臨床像のポイント**
  浸潤を触れない粟粒大から半米粒大の紫斑が播種状に散在．
  《鑑別診断》
  ・血小板減少性紫斑
  ・IgA血管炎
  ・血漿蛋白異常による紫斑
  ・紫斑型薬疹

■ 超音波画像

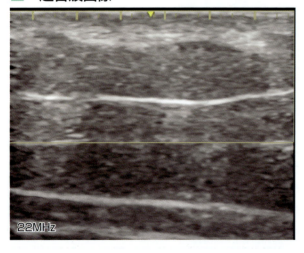

22MHz

- **外郭**
  真皮上層に帯状の低エコー領域を認める．
- **内部**
  真皮内，皮下脂肪織に炎症に伴う血流の増加を認めない．

《各論》Ⅳ．循環障害・血管炎

■ 病理組織による診断の裏付け

《27歳女性　単純性紫斑》

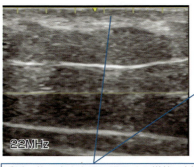
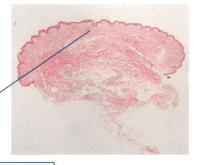

浮腫に伴い真皮上層に限局する帯状の低エコー領域
炎症に伴う血流増加なし

《28歳女性　単純性紫斑》

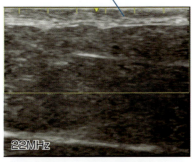
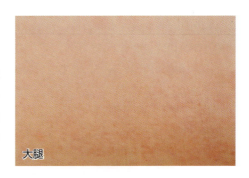

《32歳女性　IgA血管炎》

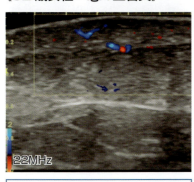

低エコー領域は丘疹を中心に等高線状に拡がり，炎症に伴う血流増加が脂肪織より樹枝状に伸長している

● 単純性紫斑
  ・真皮上層に帯状の低エコー領域（炎症ではなく，浮腫に伴う）．
  ・炎症に伴う血流増加はない．
● IgA血管炎
  ・丘疹を中心に真皮上層から等高線のように低エコー領域が拡大．
  ・真皮皮下組織境界部の血管から樹枝状に炎症を伴う血流増加．

POINT◆　病理との対比

《病　理》
  ● 真皮上層に非炎症性の出血．
《超音波（高周波超音波検査機器：HRUS）》
  ● 真皮上層に帯状の低エコー領域．
  ● 炎症に伴う血流増加はない．

《各論》Ⅳ．循環障害・血管炎

5. Livedo
a. polyarteritis nodosa cutanea (PNC)

KEYWORD 分枝状皮斑（livedo racemosa），結節，分枝状低エコー，拍動

- 両側下肢に皮下結節を伴う網状，分枝状皮斑（livedo racemosa）．
- 全身型では足趾の壊疽，潰瘍だけでなく，腎臓，消化管，心臓などにも．
- 病理
  - livedo は真皮皮下脂肪織境界部の循環障害を示している．
  - 真皮皮下組織境界部の動脈にフィブリノイド変性を伴い，血管壁のその周囲に好中球を中心とした細胞浸潤を認める．
  - 血管内腔の狭窄，閉塞を認める．
- 高周波超音波検査機器（HRUS）
  - 表皮，角層に変化を伴わない．
  - 真皮皮下組織境界部に分枝状低エコーを認める．
  - 一部の低エコー領域では血流の増加を認め，拍動を伴っている．

■ 臨床像

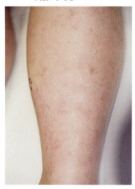
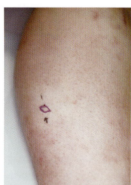

- 臨床像のポイント
  palpable purpura.
  帽針頭大〜小豆大の紅斑・丘疹性変化．
  《鑑別診断》
  ・分枝状皮斑 livedo racemosa
  ・網状皮斑 livedo reticularis
  ・火だこ erytheme ab igne

■ 超音波画像

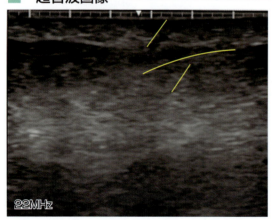

- 角層，表皮に異常を認めない．
- 真皮皮下組織境界部に境界が比較的明瞭な分枝状の低エコーを認める．
- 低エコー部では血流の増加を認める．

《各論》Ⅳ．循環障害・血管炎

■ 病理組織による診断の裏付け

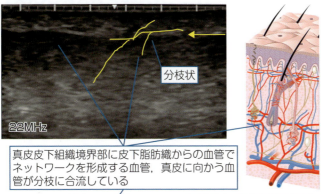

分枝状

真皮皮下組織境界部に皮下脂肪織からの血管でネットワークを形成する血管，真皮に向かう血管が分枝に合流している

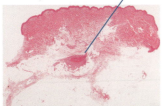
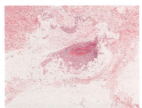

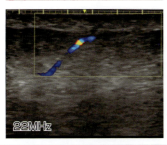
livedo を形成する血管内には血流の増加，血管の拡張を認める

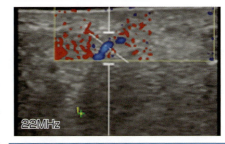
血流は拍動を伴っており動脈性の障害を表す

- livedo は真皮皮下組織境界部の循環障害による血管拡張，血管炎による血流増加を示す．
- 皮下脂肪織から真皮へと垂直方向に流れる血管と真皮皮下組織境界部の平面方向に流れる血管が分枝状に合流している．
- livedo には動脈によるものと静脈によるものがある．

POINT◆ 病理との対比

《病理》
- 真皮皮下組織境界部の動脈にフィブリノイド変性を伴い，血管壁のその周囲に好中球を中心とした細胞浸潤を認める．
- 血管内腔の狭窄，閉塞を認める．

《高周波超音波検査(HRUS)》
- 真皮皮下組織境界部に分枝状低エコーを認める．
- 一部の低エコー領域では血流の増加を認め，拍動を伴っている．
- livedo(血管)には動脈によるものと静脈によるものがあり，血流の波形を見ることも大切である．

5. Livedo
b. 分枝状皮斑　livedo racemose（静脈）

> **KEYWORD**　分枝状皮斑，真皮皮下組織境界部・皮下脂肪織内の低エコー
>
> - 持続性，閉鎖性の網の目状，暗紫色．
> - 病理：小動静脈の拡張，時に血栓・塞栓．血管周囲の炎症．
> - 高周波超音波検査機器（HRUS）
>   - 超音波検査で分枝状皮斑に見える血管を確定する必要がある．
>   - 真皮皮下組織境界部または皮下脂肪織内に境界が比較的明瞭な円形ないしやや不整形の低エコーを認める．
>   - 内部の血流増加は明らかでない場合が多い．

■ 臨床像

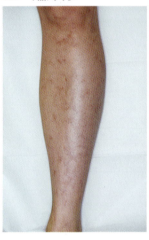
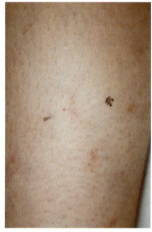

- **臨床像のポイント**
  紅色ないし赤紫色で持続性，不規則な樹枝状皮斑
  《鑑別診断》
  ・大理石様皮膚
  ・網状皮斑
  ・結節性多発動脈炎
  ・Bazin 硬結性紅斑
  ・血栓性静脈炎

■ 超音波画像

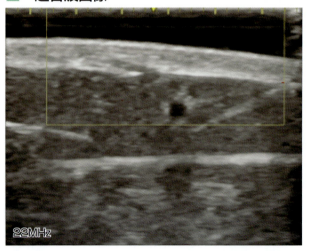

- **角層・表皮**
  変化なし．
- **真皮**
  皮下組織境界部または皮下脂肪織内に境界が比較的明瞭な円形からやや不整形の低エコーを認める．
- 血流増加は明らかでないことが多い．

《各論》Ⅳ．循環障害・血管炎

■ 病理組織による診断の裏付け

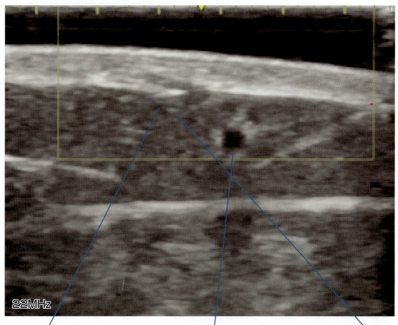

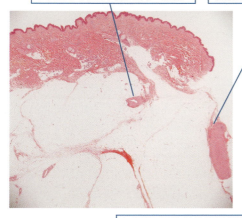

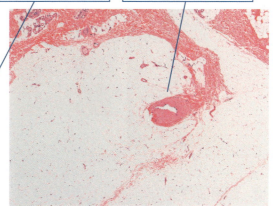

超音波検査で分枝状皮斑は皮下脂肪織内の真皮皮下組織境界部のへの字型の不整な内腔を持つ静脈

拡張した静脈壁が肥厚しており，循環障害の原因となった可能性が残る

分枝状皮斑に見える血管の肥厚と周囲に赤血球とフィブリンの漏出を認める

本症例では比較的境界明瞭に見えている血管は浅いはずである

> **POINT◆ 病理との対比**
>
> 《病　理》
> - 小動静脈の拡張，内腔の不整，時に血栓・塞栓や周囲に炎症．
>
> 《高周波超音波検査機器（HRUS）》
> - 超音波検査で分枝状皮斑に見える血管が動脈か静脈かを確定する必要がある．
> - 真皮皮下組織境界部または皮下脂肪織内に境界が比較的明瞭な円形ないしやや不整形の低エコーを認める．
> - 静脈由来の場合，内部の血流増加は明らかでない場合が多い．

5. Livedo
c. 網状皮斑　livedo reticularis

KEYWORD　閉鎖性の網の目状

- 持続性，閉鎖性の網の目状，暗赤色．
- 火だこ(erythema ab igne)もその一つ．
- 病理：小静脈の拡張，時に血栓．
- 高周波超音波検査機器(HRUS)
  ・表皮，角層に変化を伴わない．
  ・真皮皮下組織境界部の境界明瞭な低エコー領域を認める．
  ・低エコー部に拍動性または定常流の血流を認める．

■ 臨床像

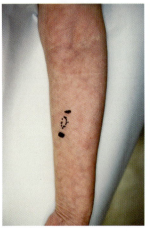
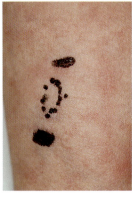

● 臨床像のポイント
palpable purpura.
帽針頭大〜小豆大の紅斑・丘疹性変化．
《鑑別診断》
・単純性紫斑
・虫刺症
・血小板減少性紫斑病
・紫斑型薬疹

■ 超音波画像

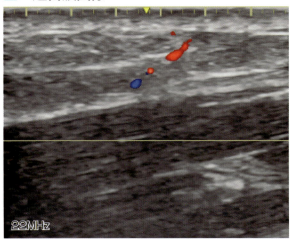

● 角層・表皮
変化なし．
● 真皮
皮下組織境界部の血管に拡張を認める．
● 本症例では炎症を示す血管周囲の低エコー領域を認めない．

《各論》Ⅳ．循環障害・血管炎

■ 病理組織による診断の裏付け

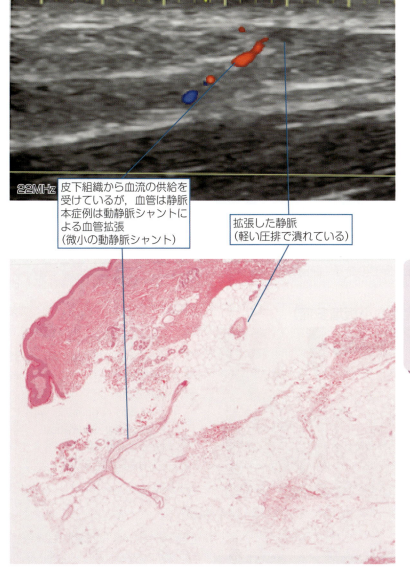

皮下組織から血流の供給を受けているが，血管は静脈．本症例は動静脈シャントによる血管拡張（微小の動静脈シャント）

拡張した静脈（軽い圧排で潰れている）

● 肉眼的に不明瞭に見える本症例では見えている血管は深く，皮下脂肪織内にある．

| POINT ◆ 病理との対比 |

《病　理》
- 小静脈の拡張，時に血栓．

《高周波超音波検査機器（HRUS）》
- 表皮，角層に変化を伴わない．
- 真皮・皮下脂肪織境界部の血管拡張．
- 血流の増加を伴う例が多い．
- 血流が動脈性か静脈性かをとらえておくことが重要である．

5. Livedo
d. livedo racemose (atrophie blanche)

KEYWORD 四肢に多い，下床に癒合する皮下腫瘤，初期に痛み，圧痛あり

- 下腿に多い白色の瘢痕状局面，時に潰瘍化する．
- livedo reticularis with summer ulceration などの基礎疾患に続発する循環障害によって起きる．
- 真皮皮下組織境界部の血管の閉塞，表皮乳頭層に血栓．
- 真皮膠原線維，脂肪織の変性．
- 高周波超音波検査機器(HRUS)
  ・表皮は萎縮し，真皮乳頭層には一部強い浮腫を認める．
  ・萎縮した表皮から根を張るように低エコー．膠原線維の変性に一致．
  ・真皮皮下組織境界部の血管に閉塞を認める．

■ 臨床像（特発性血小板増多症）

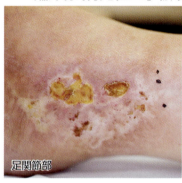
足関節部
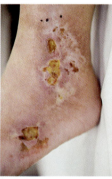

● 臨床像のポイント
白色の瘢痕状局面．時に潰瘍形成．
《鑑別診断》
・livedo reticularis with summer ulceration
・うっ滞性潰瘍
・急性動脈閉塞症

■ 超音波画像

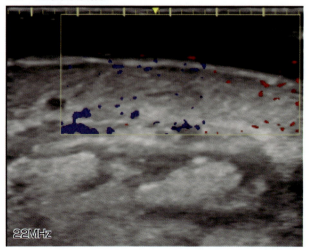
22MHz

- 表皮は萎縮し，真皮乳頭層には一部強い浮腫を認める．
- 萎縮した表皮から根を張るように低エコー．膠原線維の変性に一致．血流の増加なし．
- 真皮皮下組織境界部の血管に閉塞を認める．

《各論》Ⅳ．循環障害・血管炎

■ 病理組織による診断の裏付け

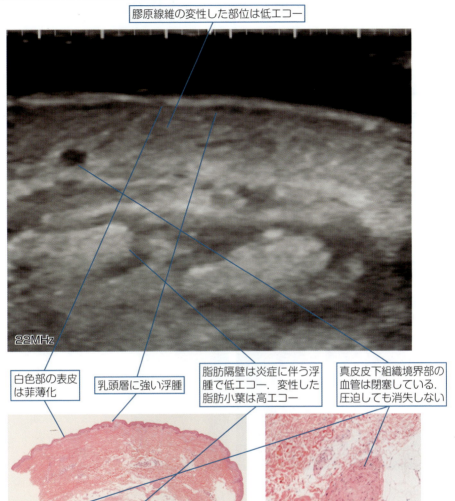

膠原線維の変性した部位は低エコー

白色部の表皮は菲薄化

乳頭層に強い浮腫

脂肪隔壁は炎症に伴う浮腫で低エコー．変性した脂肪小葉は高エコー

真皮皮下組織境界部の血管は閉塞している．圧迫しても消失しない

POINT◆ 病理との対比

《病　理》
- 真皮皮下組織境界部の血管の閉塞，表皮乳頭層に血栓．
- 真皮膠原線維，脂肪織の変性．

《高周波超音波検査機器（HRUS）》
- 表皮は萎縮し，真皮乳頭層には一部強い浮腫を認める．
- 萎縮した表皮から根を張るように低エコー．膠原線維の変性に一致．
- 真皮上層に血管炎に見られる血流増加がない．
- 真皮皮下組織境界部の血管に閉塞や拡張などの循環障害を認める．

6. 閉塞性動脈硬化症
a. 重症虚血肢　critical limb ischemia(CLI)

KEYWORD　冷たい，壊疽，喫煙，血管の石灰化，波形

- 中高年の冷たい足，壊疽，糖尿病，脂質異常症，喫煙，高血圧．
- 超音波検査：
  ・足背動脈，後脛骨動脈，膝窩動脈，前腕動脈などが描出可能．
  ・血管壁の石灰化，血流の有無・程度，石灰化があれば音響陰影を伴う．
- 波形が重要．
  A 型波形：正常　収縮期波に急峻に波形が立ち上がり，拡張期波に逆流成分を伴う波形．
  B 型波形：中間　収縮期のみで，拡張期の波形を認めない．
  C 型波形：CLI　収縮期波は緩徐に立ち上がり，拡張期にも順行性に連続した波形．

■ 臨床像

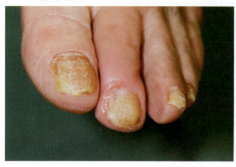 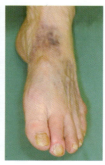

- 臨床像のポイント
  ・冷たい．
  ・足趾の浮腫．
  ・難治性創傷．
  《鑑別診断》
  ・Buerger 病
  ・糖尿病性壊疽
  ・瘭疽
  ・陥入爪

■ 超音波画像

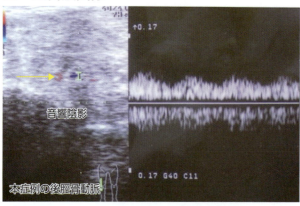

- 血管
  ・ドーナツ状の高エコー．
  ・石灰化のため音響陰影．
  ・内部血流をわずかに認める．
- 波形：C 型波形．

収縮期波形による診断の裏付け

《A 型波形：正常》

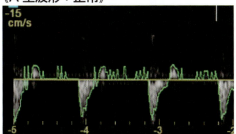

- 収縮期波に急峻に波形が立ち上がり，拡張期波に逆流成分を伴う波形．

《B 型波形：中間》

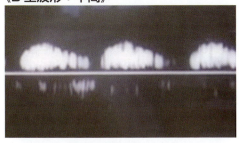

- 収縮期波のみで，拡張期の波形を認めない．
- CLI の可能性がある．

《C 型波形：重症虚血肢（CLI）》

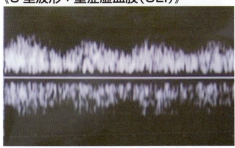

- 収縮期波は緩徐に立ち上がり，拡張期にも順行性に連続した波形．
- CLI の可能性が高い．

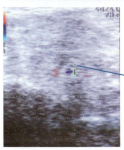
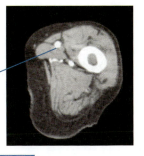

- 血管の石灰化
  左：超音波検査 後方に音響陰影を認める．
  右：未造影 CT 石灰化により閉塞した動脈．

> **POINT◆ 超音波検査（波形）のポイント**
>
> 《超音波》
> - 血管壁の石灰化，血流の有無・程度，石灰化があれば音響陰影を伴う．
> - A 型波形：正常　収縮期波に急峻に波形が立ち上がり，拡張期波に逆流成分を伴う．
> - B 型波形：中間　収縮期波のみで，拡張期の波形を認めない．
> - C 型波形：CLI　収縮期波は緩徐に立ち上がり，拡張期にも順行性に連続した波形．

《参考文献》
馬場理江 他：血管超音波検査におけるドプラ血流速波形解析の有用性．脈管学 46：203-211, 2008

《各論》IV．循環障害・血管炎

6. 閉塞性動脈硬化症
b. ABI, SPP, CT-angiography

KEYWORD　ABI, SPP, CT-angiography

- ABI：重症虚血肢（CLI）のスクリーニング検査
  - ABI ≧ 0.95 または ≧ 0.9 で重症虚血肢疑い．
  - 石灰化症例では ABI が高く出てしまう．
- SPP：動脈性潰瘍の治療メルクマール
  - SPP ＜ 30mmHg では潰瘍治癒が困難．
- CT-angiography（CTA）：スクリーニングに適した画像検査
  - 石灰化が強い病変では診断が困難．

■ ABI：ankle brachial index

ABI ＝ 足関節血圧（mmHg）／上腕血圧（mmHg）

- 安静時の収縮期血圧は閉塞や狭窄の程度のよい指標である．
- 足関節血圧は有意な狭窄がなければ上腕よりも高くなる（ABI ≧ 1.0）．
- 測定における変動性を考えて，一般的には ABI ≧ 0.95 または ≧ 0.9 としている．

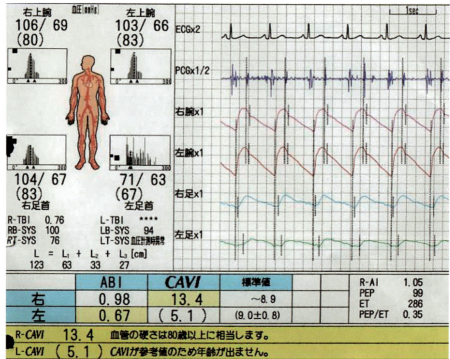

ABI の数値だけでなく，脈波が平坦化していることにも注目する．
注意点：血管の石灰化が強いと高く出てしまう．

■ SPP（皮膚還流圧：skin perfusion pressure）

- SPPは皮膚レベルの還流圧を意味し，皮膚レベルの微小循環の指標である．レーザードップラーを利用して測定する．測定対象は毛細血管レベルで，真皮から皮下脂肪織浅層の微小循環を測定する．虚血性潰瘍の治癒予測因子として使用する．
- 1997年Castronuovoらは虚血性潰瘍治癒が可能なSPPについて検討し，CLIでもSPPが30mmHg以上あれば虚血性潰瘍が治癒するが，30mmHg未満では潰瘍治癒が困難であると報告し，皮膚科，整形外科，循環器科，血管外科などの科を超えた指標となっている．

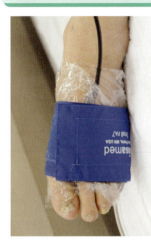
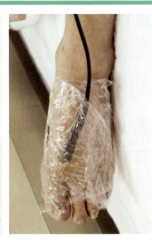

■ CT-angiography

- 画像診断としては簡便性と広範囲を同時に検査できるという意味で，multi detector-row CT（MDCT）を利用したCT-angiography（CTA）が優れている（a）．現在ではソフトが進歩し，短時間できれいな画像を得ることができ，患者さんへの説明も容易になっている．bでは腸骨動脈の存在が簡単に分かる．問題点は石灰化が高度な病変では診断が難しいことで，出来上がった3D画像だけでなく，未造影の単純画像で，石灰化の有無を確認することも重要である．

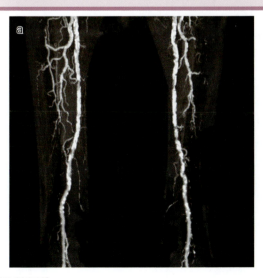
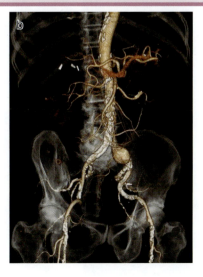

《参考文献》
Castronuovo J J Jr et al：Skin perfusion pressure measurement is valuable in the diagnosis of critical limb ischemia J Vasc Surg 26：629-637

《各論》Ⅳ. 循環障害・血管炎

6. 閉塞性動脈硬化症

c. 鑑別が必要な疾患
(Buerger 病, 急性動脈閉塞症, 二次性副甲状腺機能亢進症, 結節性多発動脈炎, 多発血管炎性肉芽腫)

> **KEYWORD** Buerger 病, 急性動脈閉塞症, 二次性副甲状腺機能亢進症, 血管炎
>
> ● Buerger 病: 喫煙, 若年症, 手指, 血栓性静脈炎, レイノー現象. CT-angiography (CTA) では診断が難しく, 血管造影で先細りを確認.
> ● 急性動脈閉塞症: 冷たい下腿潰瘍, 心房細動, CT-angiography (CTA).
> ● 二次性副甲状腺機能亢進症: CTA で軽症に, 合成前の末造影 CT を確認.
> ● 血管炎症候群: 結節性多発動脈炎, 多発血管炎性肉芽腫などの鑑別が必要.

■ Buerger 病: 閉塞性血栓性血管炎

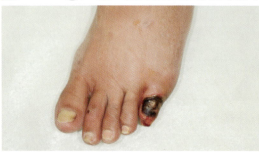

- 40〜55 歳に多い.
- 手指にも潰瘍・壊疽.
- 喫煙との関係が深い.
- 血栓性静脈炎, レイノー現象を合併.
- 局所予後は不良だが, 生命予後は良好.
- 病変が末梢にあり, CTA では診断が困難で, 血管造影が必要.

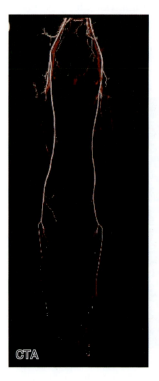
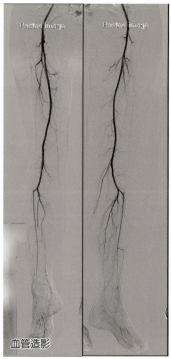

血管造影に先細り型の閉塞像を認める.

■ 急性動脈閉塞症

● 心房細動，重症感染症，悪性腫瘍などが誘因となる腸骨動脈，大腿動脈の閉塞．足趾の壊疽は少なく，下腿や大腿部に難治性の潰瘍を形成する．患肢は非常に冷たく，膝窩動脈や足背動脈は触知しない．

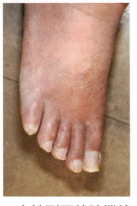
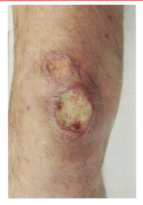
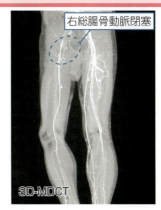

■ 二次性副甲状腺機能亢進症

● 透析患者に多い．有痛性の難治性潰瘍．細小動脈に中膜に石灰化をきたす．
● CTAでは血管の状況を把握することが難しい疾患．bの3D-MDCTは未造影の画像，cは99％狭窄のCTAだが，レポートでは50％とされている．
● 合成前の未造影画像をチェックすることが重要である（Ⅳ-6a参照）．

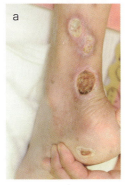
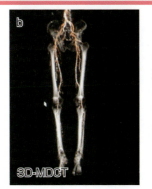
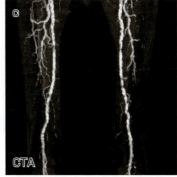

■ 結節性多発動脈炎，多発血管炎性肉芽腫

● 結節性多発動脈炎や多発血管炎性肉芽腫のような末梢動脈が侵される血管炎では重症虚血肢（CLI）と同様の症状を認める場合がある．

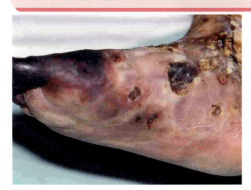
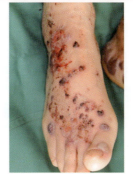
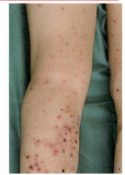

7. 血栓性静脈炎
a. 通常型（下肢静脈瘤）

> **KEYWORD** 四肢，索状硬結，圧迫法，血流誘発法，DVT，血栓の原因
>
> - 四肢，特に下肢の索状硬結．
> - 血栓素因：プロテインS/C，アンチトロンビンIII，抗リン脂質抗体症候群，Trousseau 症候群（悪性腫瘍の合併）．
> - 深部静脈血栓症(DVT)の合併の有無
> - 超音波検査：
>   - 静脈内の血栓(急性期は低エコー，慢性期は高エコー)．
>   - 圧迫法：血管をプローベで圧迫し，内腔が残れば血栓あり．
>   - 血流誘発法：血流を誘発し，血管内に血流の欠損部位があれば血栓あり．

■ 臨床像

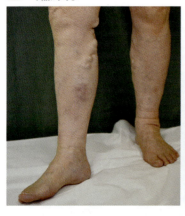
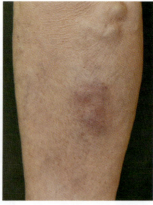

- **臨床像のポイント**
  - 皮膚に癒合する紡錘形または索状の硬結．
  - 炎症を伴うことが多い．
- 《鑑別診断》
  - Mondor 病
  - 結節性紅斑
  - Bazin 硬結性紅斑
  - 海綿状血管腫

■ 超音波画像：下肢静脈瘤の血栓性静脈炎

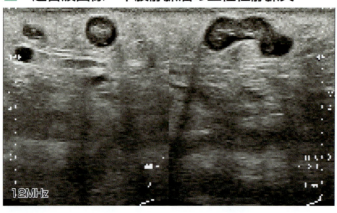

- **血管**
  皮下組織内に多発により血流を伴う境界明瞭な蛇行する低エコー領域．
- **内部**
  新鮮なものでは低エコー，時間が経過したものではやや高エコーで時に石灰化を伴う．圧迫で平坦化せず，血流誘発で周囲に血流．

大伏在静脈の血栓性静脈炎

圧迫法：静脈血栓がある場合は圧迫しても内腔が残存する

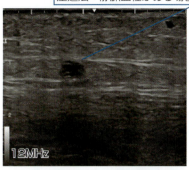
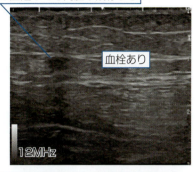

血栓あり

血流誘発法：末梢の静脈を圧排して血流を誘発する　血栓部は血流なし

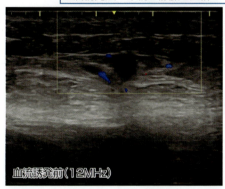
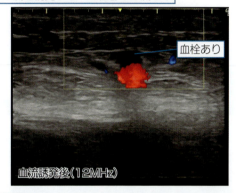

血流誘発前（12MHz）　　血流誘発後（12MHz）　血栓あり

DVTの合併

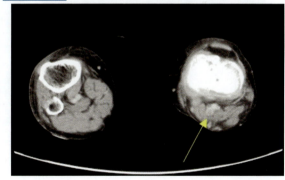

膝窩静脈の壁在血栓

POINT

《超音波》
- 静脈内の血栓（急性期は低エコー，慢性期は高エコー）
- 圧迫法：血管をプローベで圧迫し，内腔が残れば血栓あり．
- 血流誘発法：血流を誘発し，血管内に血流の欠損部位があれば血栓あり．血栓性静脈炎は症状名で，原因ではない．必ず原因まで探す．
- 血栓素因：プロテインS/C，アンチトロンビンⅢ，抗リン脂質抗体症候群，Trousseau症候群（悪性腫瘍の合併）．
- DVTの合併に注意．

《各論》Ⅳ．循環障害・血管炎

7. 血栓性静脈炎
b．特殊型

KEYWORD 四肢静脈血栓症，化膿性血栓性静脈炎

■ 四肢の静脈血栓症

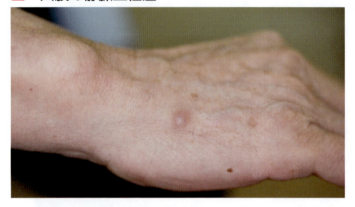

- ●臨床像のポイント
  - ・皮下・皮内の硬結．
  - ・静脈に癒合する，可動方向に制限がある．
- 《鑑別診断》
  - ・血管平滑筋腫
  - ・皮膚線維腫
  - ・血管腫
  - ・粉瘤

■ 超音波画像と病理の比較

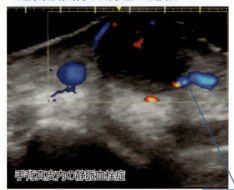
手背真皮内の静脈血栓症

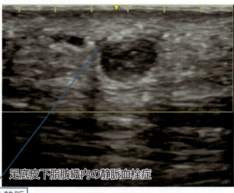
足底皮下脂肪組織内の静脈血栓症

連続する静脈

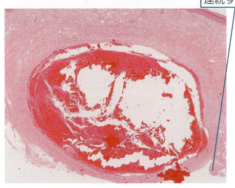

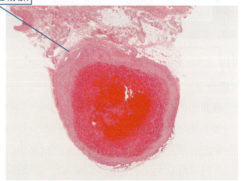

- ●腫瘤：血管と連続する境界明瞭な類円形の低エコー．
- ●内部：手足などの外的刺激がある部位に多く，血栓性素因や悪性腫瘍の合併など血栓を誘発する素因が見つからない場合がある．

化膿性血栓性静脈炎（小伏在静脈）

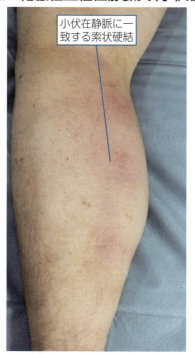

小伏在静脈に一致する索状硬結

- 敗血症患者に索状の硬結を認めた時に鑑別する．
- 肺および全身への敗血症性塞栓が見られる．
- 菌は全身に播種し，敗血症性関節炎，化膿性脊椎炎，肝膿瘍，脳膿瘍，敗血症性ショックなどをきたす．

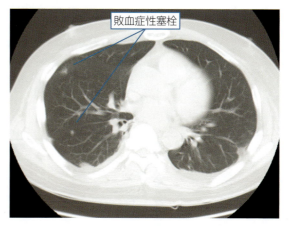

敗血症性塞栓

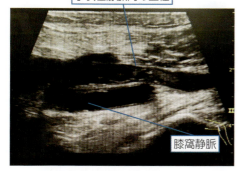

小伏在静脈内の血栓／膝窩静脈

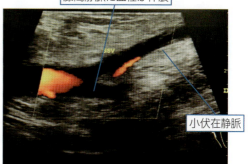

膝窩静脈に血栓が伸展／小伏在静脈

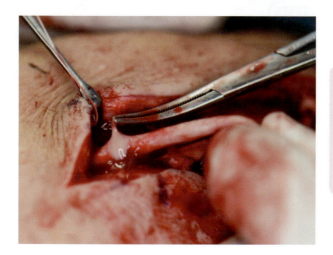

- ドレナージと肺梗塞予防の目的で，小伏在静脈を結紮し摘出した．
- 切開すると，静脈内には膿汁が充満していた．

《各論》Ⅳ．循環障害・血管炎

8. 深部静脈血栓症
a. 通常型

| KEYWORD | 下肢，下床に癒合する皮下腫瘤，初期に痛み，圧痛あり |

- 中高年の四肢に多く，初期に痛み・圧痛あり．
- 皮下に癒合し，初期により硬く触れる．紫斑はない．
- 1ヵ月程度で縮小してくるので，縮小していれば経過観察．
- 真皮内に毛を認める．瘻孔壁は存在しない場合が多い．
- 超音波検査：境界明瞭．後方エコーは低エコー，内部血流あり．石灰化が進んだものは音響陰影を伴う．

■ 臨床

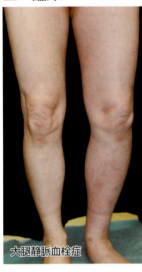
大腿静脈血栓症

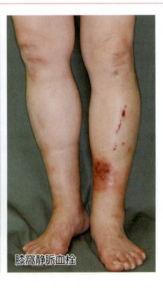
膝窩静脈血栓

● 臨床像のポイント
大腿から下腿全体の痛み，熱感を伴った浮腫．
《鑑別診断》
・蜂窩織炎
・壊死性筋膜炎
・リンパ浮腫

深部静脈血栓症（大腿静脈）

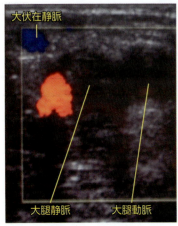

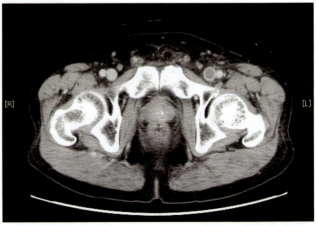

深部静脈血栓症（膝窩静脈）

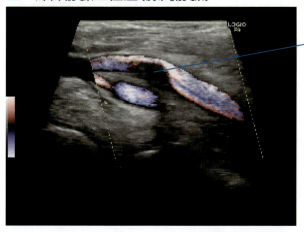
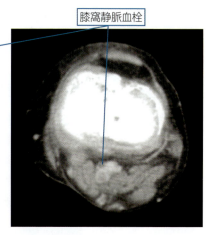

膝窩静脈血栓

POINT：DVT の診断　Pretest Clinical Probability Score

臨床的特徴	点数
活動性の癌（6 ヵ月以内の治療や緩和治療を含む）	1
完全麻痺，不全麻痺あるいはギプス装着による固定	1
臥床安静 3 日以上または 12 週間以内の全身あるいは部分麻酔を伴う手術	1
下肢深部静脈分布に沿った圧痛	1
下肢全体の腫脹	1
腓腹部（脛骨粗面の 10cm 下方）の左右差 > 3cm	1
症状のある下肢の圧痕性浮腫	1
表在静脈の側副路の発達（静脈瘤ではない）	1
DVT の既往	1
DVT と同じくらい可能性のある他の診断がある	−2
低確率	0
中確率	1～2
高確率	3 以上

(Wells PS et al：Lancet 1977)

POINT：急性期と慢性期 DVT の下肢静脈緒音波検査所見の特徴

判定指標		急性期	慢性期
静脈	形態	閉塞・狭窄	狭窄
	静脈系	拡大	縮小
血栓	内部超音波	均一・一部不均一	不均一
	輝度	低～中	高～石灰化超音波
	退縮	なし	あり
	硬さ（被圧迫性）	軟	硬
	先端の浮遊	あり	なし
血流	血流欠損	全・高度欠損	軽度欠損
	血栓内の再疎通	なし	あり
	側副血行	なし	あり

(Meissner MH et al. J Vasc Surg 2007)

8. 深部静脈血栓症
b. 骨盤内腫瘍，内頸静脈血栓症，胸骨出口症候群

KEYWORD 骨盤内腫瘍，内頸静脈血栓症，鎖骨下静脈血栓症，胸骨出口症候群

■ 骨盤内腫瘍（巨大子宮筋腫）による圧迫で生じた深部静脈血栓症（DVT）

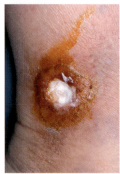
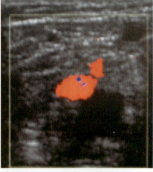
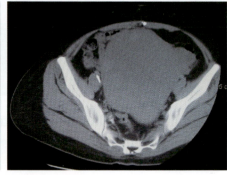

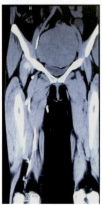
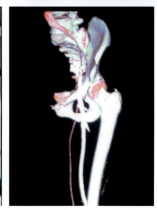

● 骨盤内腫瘍
DVTの原因として，骨盤内腫瘍による圧迫は必ず鑑別に入れなければならない．

■ 内頸静脈血栓症

粉瘤として紹介された症例である．画像検査を行わずに，くりぬき法や切除を施行すれば取り返しのつかない事態となる例である．頸部のDVTの1〜4％と非常に少ない．逆に，悪性腫瘍の合併，外傷など原因があるため精査が必要となる．

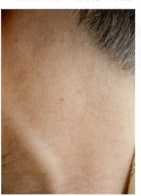
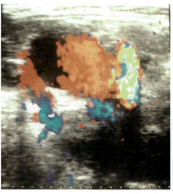

弓部大動脈瘤による無名静脈圧迫による左内径静脈血栓症

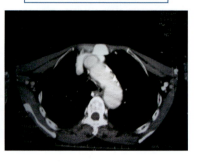

胸骨出口症候群

上肢の深部静脈血栓症は深部静脈血栓症の1～2%と少ない．原因の一つとなる胸骨出口症候群は手指の浮腫として受診する場合がある．鎖骨下静脈は斜角筋三角を通過しないため，通常の胸骨出口症候群の理学検査（アドソンテスト，ライトテスト，3分間挙上負荷テスト）では評価することができないことはほとんど知られていない．

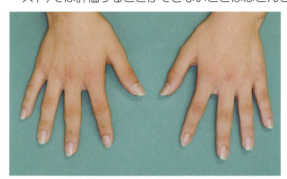
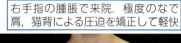

右手指の腫脹で来院．極度のなで肩，猫背による圧迫を矯正して軽快

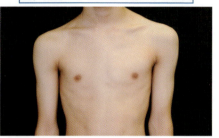
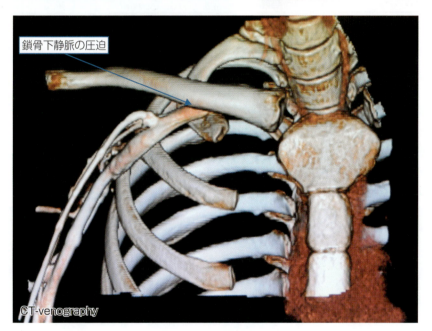

鎖骨下静脈の圧迫

CT-venography

深部静脈血栓症と蜂窩織炎の所見の違い

疾患	深部静脈血栓症	蜂窩織炎
臨床所見	下肢の常色腫脹	下肢の発赤腫脹
	皮膚はつまめる	皮膚がつまめない
	筋肉が硬くなる	筋肉は硬くならない
検査所見	WBC，CRP 著変なし	WBC，CRP の上昇
	凝固系のみ上昇	炎症に伴い D-dimer の上昇
	（D-dimer ＞ CRP）	（D-dimer ＜ CRP）
画像所見	超音波検査：血栓像	超音波検査：脂肪織の浮腫
	CT：血栓，表在静脈拡張	CT：皮下脂肪織の浮腫

《各論》IV．循環障害・血管炎

9. 下肢静脈瘤
a．専門としない皮膚科医が知っておきたいポイント

> **KEYWORD** 四肢に多い，下床に癒合する皮下腫瘤，初期に痛み，圧痛あり
>
> ● 詳細は日本超音波医学会「超音波検査による深部静脈血栓症・下肢静脈瘤の標準的評価法」を確認する．
> ● 下肢静脈瘤の診断は視診が重要である．超音波検査だけでは血栓症後症候群を見逃す可能性がある．
> ● 下腿潰瘍や硬化性脂肪織炎の治療には原因確定が重要である．
> ● 静脈学に精通する医師を確保する必要がある．下肢静脈瘤の治療を行う医師の全てが静脈学に精通している訳でない．
> ● CEAP 分類，特に臨床分類は静脈瘤の重症度を示しているので重要である．

■ 下肢静脈瘤を診察するときに知っておいてほしいこと

・下肢静脈瘤とその超音波検査の詳細は日本超音波医学会「超音波による深部静脈血栓症・下肢静脈瘤の標準的評価法」を参照
・下肢静脈瘤の診断は視診が重要である．
・下肢静脈瘤は肉眼的に容易に診断が可能である．下腿潰瘍患者の超音波検査で，大伏在静脈が拡張して逆流がなく，肉眼的に静脈瘤を認めない場合は深部静脈の機能不全（逆流）に伴う異常であり，不適切な治療により悪化する場合がある．静脈瘤が見えない患者の静脈瘤の診断は十分に検討すべきである．

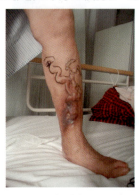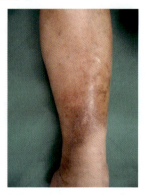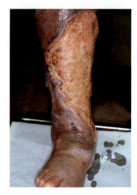

図 1．下肢静脈瘤による潰瘍（治療前・治療後 14 ヵ月）深部静脈血栓症後症候群

・明らかに静脈瘤を目視できる症例では下肢静脈瘤の治療により速やかに症状は軽快するが，下肢の腫脹と潰瘍だけで，超音波検査で大伏在静脈，小伏在静脈が太いとして治療を行ってかえって悪化する例もある．
・静脈学を専門とする信頼できる医師を確保する．下肢静脈瘤の治療を行っている全ての医師が下肢静脈疾患の診断を専門としているわけではない．「静脈治療を行えば潰瘍はよくなりますか？」という問いに答えられる静脈学に精通した医師を 1 名でよいので確保してほしい．

静脈瘤の分類

1. 原因による分類

皮膚科で潰瘍や硬化性脂肪織炎の治療を行う場合，原因を明らかにすることが最も重要である．明らかな静脈瘤がある場合でも，中高年になって急に進展している症例や「足がパンパンになったことがある」という症例では二次性の静脈瘤を鑑別に入れなければならない．その場合はCTによる静脈造影や後述する空気容積脈波（APG）などを施行する必要がある

> 1) 一次性静脈瘤　原因となる疾患がない静脈瘤
> 2) 二次性静脈瘤　原因となる疾患がある静脈瘤
> 　　　　　　　　（深部静脈血栓症，動静脈瘻，深部静脈形成不全，骨盤内腫瘤など）
> 3) 特殊な静脈瘤　Klippel-Trenaunay症候群など先天性血管発生異常よる静脈瘤

2. 形態による分類

下肢静脈瘤の形態は4つに分類できる．1および2が超音波検査による検索が可能な形態である．

> 1) 伏在静脈瘤 saphenous type　伏在静脈本館およびその主要分枝の拡張
> 2) 側枝静脈瘤 segmental type　伏在静脈の分枝に拡張逆流のある静脈瘤
> 3) 網目状静脈瘤 reticular type　径2～3mm以下の皮下静脈の拡張．青色を示す
> 4) クモの巣状静脈瘤 web type　計1mm以下の皮内静脈の拡張．紫紅色を示す

3. CEAP分類

近年は下肢静脈瘤を含めて，慢性下肢静脈疾患（chronic venous disorder：CVD）として，国際臨床分類であるCEAP分類が多用される．特に臨床分類は下肢静脈瘤の重症度分類としても利用されるので，皮膚科と血管治療を行う医師との共通用語として必要である．通常，C3以上が血管内焼灼術などの治療適応である．

臨床分類（Clinical sign）	解剖学的分類（Anatomical distribution）
C0：静脈疾患を認めない C1：毛細血管拡張または網目状静脈 C2：静脈瘤 C3：浮腫 C4a：色素沈着と湿疹 C4b：硬化性脂肪織炎や白色萎縮 C5：治癒後の潰瘍 C6：活動性潰瘍	As：表在静脈 Ad：深部静脈 Ap：穿通枝 An：同定できない
病因分類（Etiological classification）	病態分類（Pathophysiological dysfunction）
Ec：先天性 Ep：一次性 Es：二次性 En：原因が明らかでない	Pr：逆流 Po：閉塞 Pr,o：逆流と閉塞 Pn：不明

9. 下肢静脈瘤
b. 大伏在静脈系

> **KEYWORD** 四肢に多い，下床に癒合する皮下腫瘤，初期に痛み，圧痛あり
>
> - 大伏在静脈機能不全による伏在静脈瘤が下肢静脈瘤として最も多い．
> - 大伏在静脈は鼠径三角より大腿，膝関節，下腿内側を経て足関節内果にいたる．
> - 大伏在静脈由来の伏在静脈瘤は大腿下方，下腿膝関節部を中心に下肢の内側．
> - 真皮内に毛を認める．瘻孔壁は存在しない場合が多い．
>
> 《超音波検査》
> - 大腿静脈大伏在静脈合流部に瘤を形成する場合がある．
> - 手術適応は大腿中央の大伏在静脈の太さが4mm以上かつ逆流時間が0.5秒以上．
> - 血管が太くても，逆流がないものに関しては静脈が機能している可能性がある．
> - 深部静脈の拡張と逆流の有無に注意する．硬化性脂肪織炎との関連が疑われる．

■ 皮膚科医が下肢静脈の超音波検査を行う時に知っておきたいこと

- 検査では観察画像，圧迫性，血流測定（逆流時間測定），血流変化について観察する．
- CVD患者は表在静脈，特に伏在静脈に逆流が存在することが多い．重症例では逆流病変が深部静脈を含む多分節におよぶことが指摘されているため，検索は大小伏在静脈を中心とし，系統的に観察する必要がある．
- 以上に関しては優秀なCVT（血管診療技師）の協力が必要である．
- 皮膚科医が特に行わなくてはならないことは以上の検査結果と臨床像を比べて，その整合性を確認することである．故に，他科に依頼しても，検査結果を把握しておく必要がある．
- 臨床と比較する検査結果は罹患静脈と同側の深部静脈の血管径と逆流の有無である．

■ 超音波画像：大伏在静脈

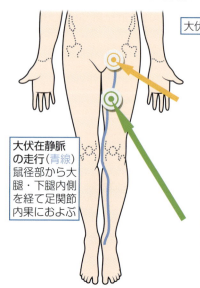

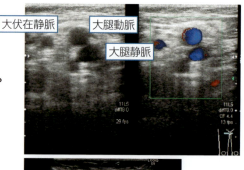

大伏在静脈の走行（青線）鼠径部から大腿・下腿内側を経て足関節内果におよぶ

鼠径部では大腿静脈，大腿動脈，大伏在静脈が隣接して見える

大伏在静脈の直径は分枝部ではなく，大腿中央付近の平均的部位で計測 本症例は正常で3.4mm

■ 大伏在静脈機能不全

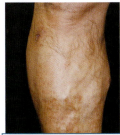

saphenous compartment が切れる膝関節部から下腿内側に出る例が多い

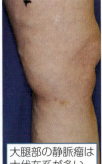

大腿部の静脈瘤は大伏在系が多い

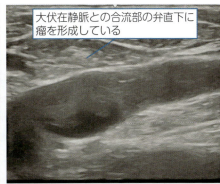

大伏在静脈との合流部の弁直下に瘤を形成している

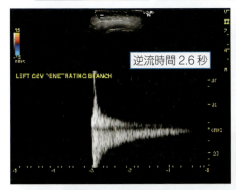

逆流時間 2.6 秒

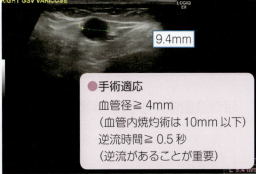

9.4mm

● 手術適応
血管径 ≧ 4mm
（血管内焼灼術は 10mm 以下）
逆流時間 ≧ 0.5 秒
（逆流があることが重要）

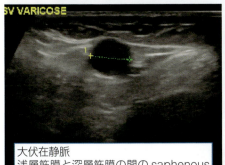

大伏在静脈
浅層筋膜と深層筋膜の間の saphenous compartment 内にある目のように見えるので、saphenous eye とも呼ばれる

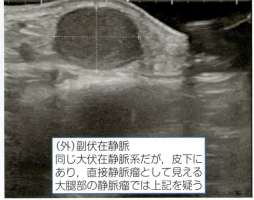

（外）副伏在静脈
同じ大伏在静脈系だが、皮下にあり、直接静脈瘤として見える大腿部の静脈瘤では上記を疑う

POINT

《臨床》
- 大伏在静脈は鼠径三角より大腿、膝関節、下腿内側を経て足関節内果にいたる.
- 大伏在静脈由来の伏在静脈瘤は大腿下方、下腿膝関節部を中心に下肢の内側に拡がる.

《超音波検査》
- 大腿静脈大伏在静脈合流部に瘤を形成する場合がある.
- 手術適応は大腿中央の大伏在静脈の太さが 4mm 以上かつ逆流時間が 0.5 秒以上.
- 血管が太くても、逆流がないものに関しては静脈が機能している可能性がある.
- 深部静脈の拡張と逆流の有無に注意する. 硬化性脂肪織炎との関連が疑われる.

9. 下肢静脈瘤
c. 小伏在静脈系，穿通枝系

> **KEYWORD** 四肢に多い，下床に癒合する皮下腫瘤，初期に痛み，圧痛あり

- 小伏在静脈機能系伏在静脈瘤は下腿後面中心が多く，時に大伏在静脈からの交通枝を含んで下腿内側に進展すると大伏在静脈系との鑑別が困難．
- 穿通枝は深筋膜を貫いて，皮下の静脈瘤と連続する．貫通部は触診で円形の孔として触れる．
- 超音波検査
  ・小伏在静脈系伏在静脈瘤は膝窩静脈から分離して，腓腹筋筋膜・浅在筋膜の saphenous compartment 内を走行する．その側枝が静脈瘤として見られる．
  ・穿通枝系静脈瘤は深筋膜を貫いて皮下に静脈瘤を形成する．

■ 超音波画像：小伏在静脈（正常）

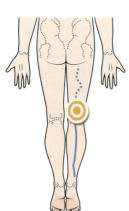

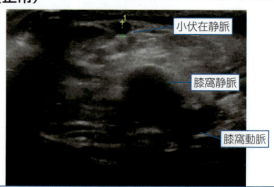

小伏在静脈の走行(青線)膝窩やや上方で膝窩静脈より分離し，下腿後面を足関節外果に至る
異動も多く，臀部から発するもの，膝窩静脈に合流しないものもある

■ 超音波画像：穿通枝

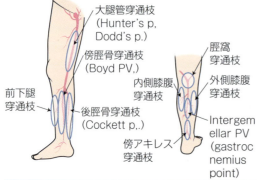

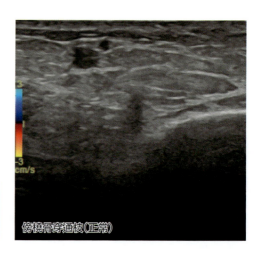

傍脛骨穿通枝(正常)

穿通枝(perforator)とは表在静脈と深部静脈を連絡する静脈である中将は深筋膜を貫くように走行している．以前は Dodd's, Boyd's などのように呼ばれていたが，現在は存在する部位により呼称される

■ 超音波画像：小伏在静脈系伏在静脈瘤

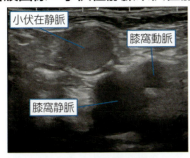
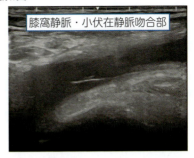

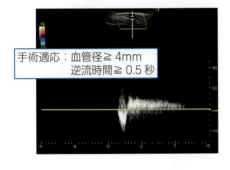

手術適応：血管径 ≧ 4mm
　　　　　逆流時間 ≧ 0.5 秒

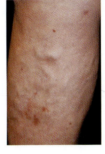

小伏在静脈系伏在静脈瘤は下腿後面を主とする場合が多い．
大伏在静脈との交通枝から発し，下腿内側に拡がる場合，大伏在静脈系伏在静脈瘤と鑑別が難しい．

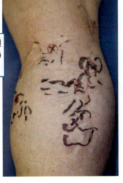

膝窩外側の穿通枝より3本の静脈瘤が出ている

穿通枝機能不全：拡張と逆流が見られる

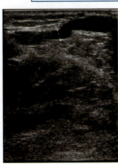
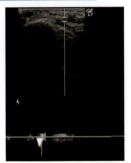

▌POINT◆ 小伏在静脈系・穿通枝系下肢静脈瘤のポイント

《臨　床》
- 小伏在静脈機能系伏在静脈瘤は下腿後面中心が多く，時に大伏在静脈からの交通枝を含んで下腿内側に進展すると大伏在静脈系との鑑別が困難．
- 穿通枝は深筋膜を貫いて，皮下の静脈瘤と連続する．貫通部は触診で円形の孔として触れる．

《超音波検査》
　小伏在静脈系伏在静脈瘤は膝窩静脈から分離して，腓腹筋筋膜・浅在筋膜の saphenous compartment 内を走行する．その側枝が静脈瘤として見られる．穿通枝系静脈瘤は深筋膜を貫いて皮下に静脈瘤を形成する．

《各論》Ⅳ．循環障害・血管炎

10．動静脈瘻
a．先天性

KEYWORD 四肢に多い，下床に癒合する皮下腫瘤，初期に痛み，圧痛あり

- 若年者の下肢静脈瘤，うっ滞性皮膚炎患者では先天性動静脈瘻を鑑別に挙げる．
- 座位，立位だけでなく，臥位でも静脈が怒張する．
- 先天性動静脈瘻の多くは足趾基部，足背部に潰瘍や皮膚炎を生じる．
- 疑った場合はCT-angiography（CTA：動脈相）で静脈相の早期流出を探す．
- 超音波検査
  ・皮膚病変近傍を精査する．
  ・筋膜穿通枝部のAVシャントが多く，血流なしで筋膜を貫く太い血管を探す．
  ・疑わしい血管をDuplex法で確認し，定常流があれば診断確定．

■ 臨床像

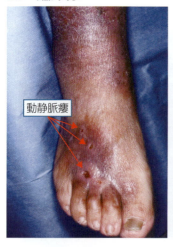
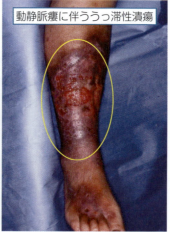

動静脈瘻に伴ううっ滞性潰瘍
動静脈瘻

● 臨床像のポイント
若年者のうっ滞性皮膚炎，潰瘍，特に足背に病変のある例で疑う．
《鑑別診断》
・下肢静脈瘤
・血栓症後症候群
・Bazin硬結性紅斑

■ 超音波画像

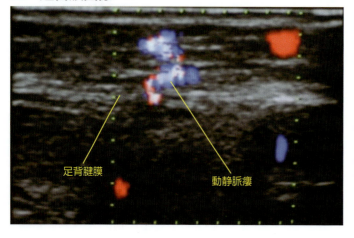

足背腱膜　動静脈瘻

● 病変
筋膜を超える部分で乱流を伴う血流増加を認める．
● 病変周囲
・病変周囲皮下では血管が拡張し，Duplex法で定常流を認める．
・筋膜下では拍動性の血流を認める．

■ 手術所見による診断の裏付け

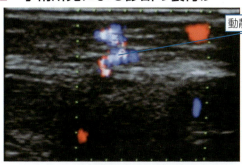
動静脈瘻

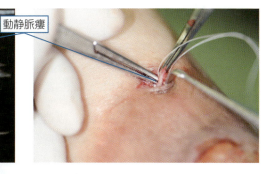

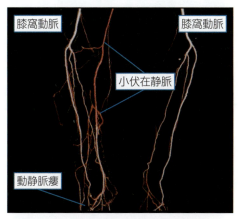
膝窩動脈／膝窩動脈／小伏在静脈／動静脈瘻

- **CTA**
  動静脈シャントの有無を確認し，最も末梢で，皮膚病変近傍を超音波検査する．
- **手術所見**
  筋膜上にT字型の血管を認め，周囲を剥離して結紮切離する．
- **超音波検査**
  筋膜下の血流が定常流の場合，より深部の動静脈瘻を疑い，血管造影を行う．

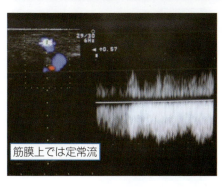
筋膜上では定常流

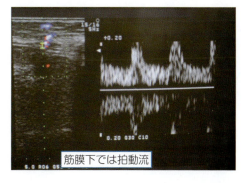
筋膜下では拍動流

POINT

《臨床》
- 若年者の下肢静脈瘤，うっ滞性皮膚炎患者では先天性動静脈瘻を鑑別に挙げる．
- 座位，立位だけでなく，臥位でも静脈が怒張する．
- 先天性動静脈瘻の多くは足趾基部，足背部に潰瘍や皮膚炎を生じる．
- 疑った場合はCTA（動脈相）で静脈相の早期流出を探す．

《超音波検査》
- CTAで描出する静脈の末梢部で皮膚病変近傍を精査する．
- 筋膜穿通枝部のAVシャントが多く，血流なしで筋膜を貫く太い血管を探す．
- 疑わしい血管をDuplex法で確認し，定常流があれば診断確定．

《各論》Ⅳ．循環障害・血管炎

10. 動静脈瘻
b．後天性

KEYWORD 四肢に多い，下床に癒合する皮下腫瘤，初期に痛み，圧痛あり

- 難治性の潰瘍，硬化性脂肪織炎，臥位でも消褪しない静脈瘤．
- 表在静脈の怒張をきたすため多くの症例は静脈瘤の治療が行われている．
- 疑った場合は CT-angiography（CTA：動脈相）で静脈相の早期流出を探す．
- CTA の元画像と超音波検査で動静脈瘻の部位を確定する．
- 動静脈瘻の部位を枕子で圧迫するか，結紮切離すれば軽快する．
- 超音波検査：
  ・皮膚病変近傍を精査する．
  ・CT で疑われる部位を血流なしで筋膜を貫く太い血管を探す．
  ・疑わしい血管を Duplex 法で確認し，定常流があれば診断確定．

■ 臨床像

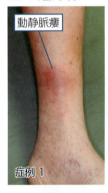

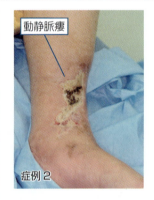

●臨床像のポイント
硬化性脂肪織炎，潰瘍，仰臥位でも消褪しない二次性の下肢静脈瘤をきたす．
《鑑別診断》
・下肢静脈瘤
・血栓症後症候群
・Bazin 硬結性紅斑

■ 超音波画像

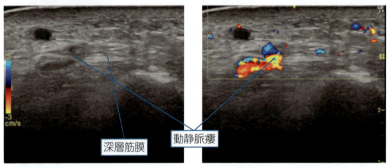

● 病変
筋膜を超える部分で乱流を伴う血流増加を認める．
● 病変周囲
病変周囲皮下では血管が拡張し，Duplex 法で定常流を認める．筋膜下では拍動性の血流を認める．

手術所見による診断の裏付け

症例1

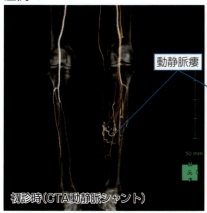
初診時（CTA動静脈シャント）

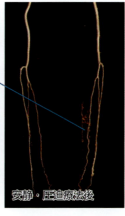
安静・圧迫療法後

動静脈瘻

- ●超音波検査
  硬結，潰瘍などの中枢側の穿通枝，静脈に定常流を認める．
- ●CTA
  シャントの有無，シャントの量など見られる．治療後に軽快しているのが解る．

症例2

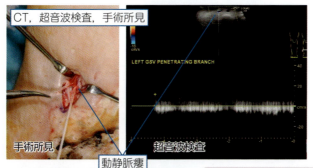
CT，超音波検査，手術所見
手術所見　　超音波検査
LEFT GSV PENETRATING BRANCH

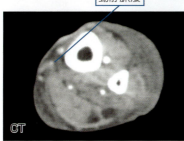
動静脈瘻
CT

- ●CTA
  シャント部位の特定は3D化する前の画像の方が解りやすい．
- ●手術
  CTおよび超音波で確認して切開する．筋膜上にT字型の血管を認め，周囲を剥離して結紮切離する．

POINT

《臨　床》
- ●難治性の潰瘍，硬化性脂肪織炎，臥位でも消褪しない静脈瘤．
- ●疑った場合はCTA（動脈相）で静脈相の早期流出を探す．
- ●CTAの元画像と超音波検査で動静脈瘻の部位を確定する．
- ●動静脈瘻の部位を枕子で圧迫するか，結紮切離すれば軽快する．

《超音波検査》
- ●CTAで描出する静脈の末梢部で皮膚病変近傍を精査する．
- ●CTAで疑われる筋膜穿通枝部を超音波検査し筋膜を貫く太い血管を探す．
- ●疑わしい血管をDuplex法で確認し，定常流があれば診断確定．

《各論》 Ⅴ．感染症

《各論》Ⅴ．感染症

1．蜂窩織炎

> **KEYWORD** 四肢，特に下腿に多い，境界やや不明瞭な発赤，腫脹，痛み，圧痛・発熱あり
>
> - 悪寒，発熱を伴う境界が明らかでない潮紅，局所熱感および圧痛．
> - 次第に深部に拡大し，硬くなる．
> - 真皮から皮下脂肪織にかけての広範囲の化膿性炎症．
> - 超音波検査
>   - 真皮病変：皮下脂肪織は高エコー，均一．脂肪隔壁は浮腫により低エコー．血流の増加あり．
>   - 皮下病変：皮下脂肪織は敷石状，飛び石状．血流の増加あり．
> - 高周波超音波検査機器(HRUS)
>   - 真皮病変：表皮は肥厚し，真皮上層に浮腫や水疱を形成する．
>   - 皮下病変：脂肪織は飛び石状（蜂窩状），間質は浮腫で低エコー．

■ 臨床像

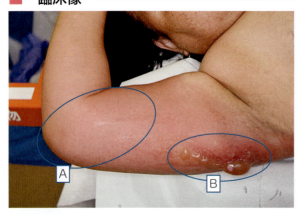

● 臨床像のポイント
境界の明らかではない潮紅，局所熱感，圧痛．
《鑑別診断》
・丹毒
・化膿性汗腺炎
・壊死性筋膜
・接触皮膚炎

■ 超音波画像（12MHz）

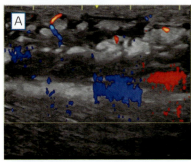

A：皮下脂肪織中心の炎症
真皮に変化なし．皮下脂肪織は強い浮腫で飛び石状．筋膜は肥厚している
皮下脂肪織の血流増加はあり

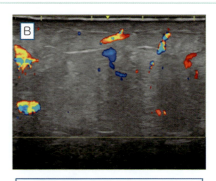

B：真皮中心の炎症
真皮上層は低エコー領域
皮下脂肪織は高エコーで敷石状，脂肪隔壁の浮腫と血流の増加あり

《各論》Ⅴ．感染症

■ 病理組織による診断の裏付け

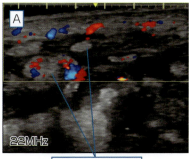

A：表皮に変化はない．真皮はやや浮腫上で低エコー．皮下脂肪織は飛び石状で間質は強い浮腫を認める．血流の増加を認めるが，顕著ではない

飛び石状の脂肪織

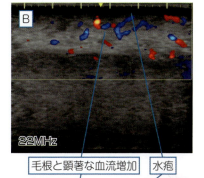

B：表皮は水疱を形成しているため肥厚した低エコー領域となっている．毛根付属器周囲に血流の顕著な増加を認める

毛根と顕著な血流増加　水疱

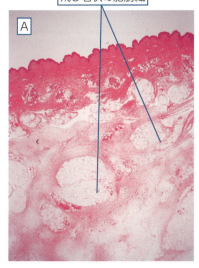

POINT ◆ 病理との対比

《超音波検査》
- ●真皮病変：皮下脂肪織は高エコー，均一．脂肪隔壁は浮腫により低エコー．血流の増加あり．
- ●皮下病変：皮下脂肪織は敷石状（蜂窩状），飛び石状．血流の増加あり．

《高周波超音波検査機器（HRUS）》
- ●真皮病変
  - ・表皮は肥厚し，真皮上層に浮腫や水疱を形成する．
  - ・皮下脂肪織は浮腫で均一な低エコー．
  - ・毛根付属器周囲に顕著な血流の増加を認める．
- ●皮下病変
  - ・表皮に変化を認めない．真皮は浮腫でやや低エコー．
  - ・脂肪織は飛び石状（蜂窩状），間質は浮腫で低エコー．

《各論》V．感染症

2. 丹毒

> **KEYWORD** 四肢に多い，下床に癒合する皮下腫瘤，初期に痛み，圧痛あり
>
> - 突然の悪寒，高熱で発症．好発部位：顔面，下腿，足．
> - 圧痛顕著．境界明瞭な発赤．表面緊張して光沢あり．時に，水疱，膿疱．
> - 真皮おける化膿性炎症．表皮，皮下脂肪織にも波及．溶連菌が多い．
> - 超音波検査：真皮はやや肥厚．皮下脂肪織では隔壁が消失し，均一な低エコー領域を形成．脂肪織内の血流増加はわずか．
> - 高周波超音波検査機器(HRUS)：
>   ・真皮は肥厚．
>   ・真皮上層では毛根周囲などを中心に炎症に伴う低エコー領域(浮腫)．
>   ・皮下脂肪織はほぼ均一な高エコー．
>   ・真皮中下層を中心に帯状に血流が増加している．

■ 臨床像

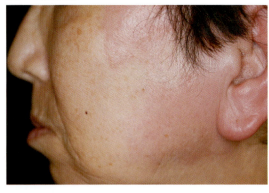

- **臨床像のポイント**
  境界の明らかではない潮紅，局所熱感，圧痛．
  《鑑別診断》
  ・蜂窩織炎
  ・蕁麻疹
  ・壊死性筋膜炎
  ・接触皮膚炎

■ 超音波画像

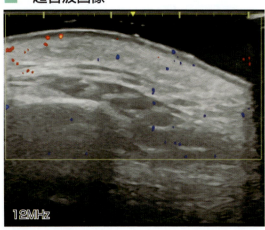

- **真皮**
  やや肥厚しており，周囲よりもやや低エコーとなっている．真皮下層に血流の増加を認める．
- **皮下脂肪織**
  上層を中心に隔壁構造は不明瞭となり，高エコー領域になっている．

《各論》V．感染症

■ 超音波画像（22MHz）

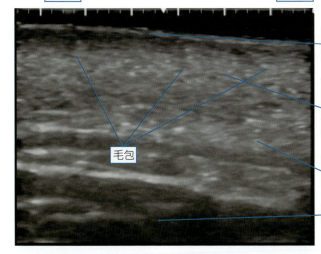

病変部／正常部

- 真皮：境界不明瞭な低エコーが肥厚
- 浅層脂肪織：病変部でより均一の高エコー．毛根部は逆円錐形の低エコー領域
- 毛包
- 深層脂肪織：下図と比較して高エコー
- 咬筋

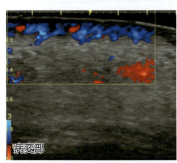
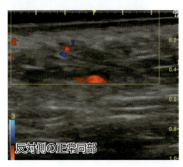

病変部／反対側の正常同部

病変部では真皮を中心に炎症に伴う血流の増加が見られ，炎症の主座が真皮にあることが分かる．皮下脂肪織に炎症がみられ，また脂肪の構造は壊れている

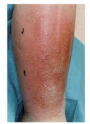
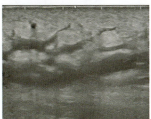
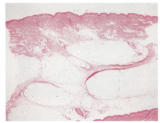

下腿の丹毒では循環障害により，周囲の組織に浮腫と脂肪の変性が起こりやすく，壊死性筋膜炎，蜂窩織炎と間違えやすい

POINT◆ 病理との対比

《超音波検査（12MHz）》
- 真皮はやや肥厚．皮下脂肪織では隔壁が消失し，均一な低エコー領域を形成．脂肪織内の血流増加はわずか．

《高周波超音波検査機器（HRUS）》
- 真皮は肥厚．
- 真皮上層では毛根周囲などを中心に炎症に伴う低エコー領域（浮腫）．
- 皮下脂肪織はほぼ均一な高エコー．
- 真皮中下層を中心に帯状に血流が増加している．

《各論》Ⅴ．感染症

3．壊死性筋膜炎（ガス壊疽）

KEYWORD 重症軟部組織感染症，下肢，境界不明瞭な発赤，筋膜，血栓

- 境界不明瞭な発赤，腫脹，疼痛．出血性血疱，急激に拡大する壊死．
- 好発部位：下肢，時に上肢，顔，陰嚢．
- 発熱，ショック，意識障害，多臓器不全，播種性血管内凝固症候群（DIC）などを合併．
- 筋束を覆う浅筋膜に発し，皮下脂肪織，真皮，筋肉内に拡大．
- 超音波検査
  - 真皮：肥厚，血流増加弱．
  - 皮下脂肪織：飛び石状，血流増加弱，筋膜：肥厚，不明瞭化．
  - ガス像：キラキラ光る境界不明瞭な高エコー，音響陰影．
- 臨床症状，血液検査，CT像，切開所見などを含めて総合的に診断する．

■ 臨床像

進行期：紫斑・壊死
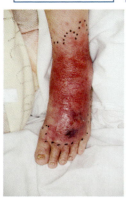

急性期：急激に潮紅が拡大
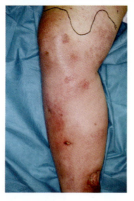

- **臨床像のポイント**
  境界の明らかではない潮紅，局所熱感は弱い，圧痛あり．
  《鑑別診断》
  ・蜂窩織炎
  ・蕁麻疹
  ・丹毒
  ・接触皮膚炎
  ・深部静脈血栓症

■ 超音波画像

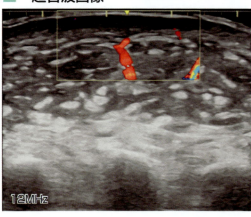

- **真皮**
  真皮は浮腫で肥厚している．
- **皮下脂肪織**
  飛び石状に高エコーの脂肪小葉．間質の浮腫は強いが血流増加は蜂窩織炎より弱い．
- **筋膜**
  境界不明瞭，肥厚．
- 超音波検査だけでは浮腫，蜂窩織炎との鑑別はできない．臨床症状，血液検査，CTでの病変の広がり，finger testなどの複合的な判断が必要．

■ 超音波画像と病理の比較（進行期）

壊死性筋膜炎は筋膜部より末梢の動静脈の血栓よる循環障害で皮膚の壊死をきたす．このため，炎症に比して血流が少ない場合がある

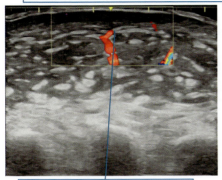
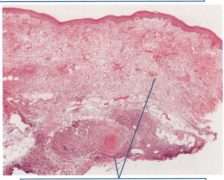

筋膜上の静脈周囲に強い炎症があり内腔は血栓で閉塞している

真皮内の小血管はすべて閉塞し，局所のDIC状態．炎症細胞浸潤は少ない

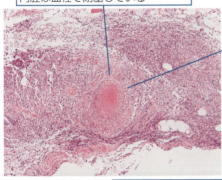

急性期：境界不明瞭な発赤部位でも筋膜上では血栓を形成

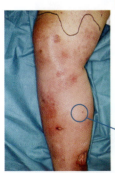
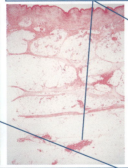
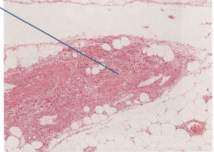

正常に見える部位でも筋膜上にたまりがあり，finger test 陽性．大腿まで広がっていた

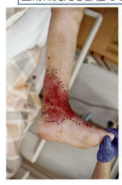
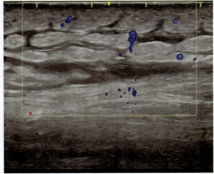
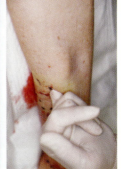

壊死性筋膜炎と蜂窩織炎の鑑別

《超音波検査》

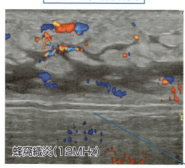
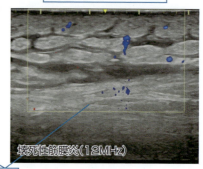

《CT検査》

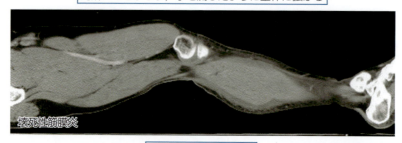

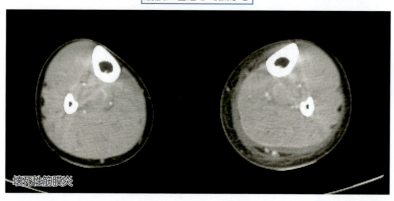

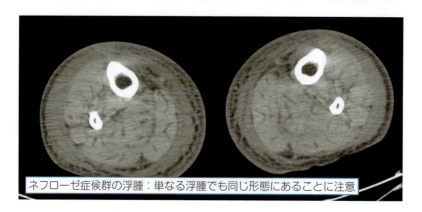

《各論》V. 感染症

■ ガス壊疽の超音波画像

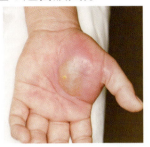
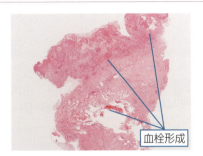

血栓形成

《超音波画像》

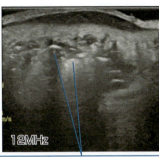
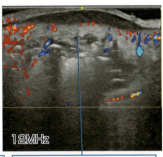

ガス像：ガスと組織の差が大きいため，超音波を強く反射し，キラキラとした音響陰影

病変中央部は血栓形成で壊疽に陥り，血流が低下している

《CT検査》

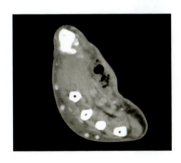
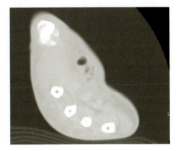

POINT◆ 病理との対比

《臨　床》
- 境界不明瞭な発赤，腫脹，疼痛．出血性血疱，急激に拡大する壊死．
- 発熱，ショック，意識障害，多臓器不全，DICなどを合併．

《病　理》
- 筋束を覆う浅筋膜に発し，皮下脂肪織，真皮，筋肉内に拡大．

《超音波検査》
- 真皮：不変または肥厚，血流増加弱．
- 皮下脂肪織：飛び石状，血流増加弱．
- 筋膜：肥厚，不明瞭化．
- ガス像：キラキラ光る境界不明瞭な高エコー，音響陰影．
- 臨床症状，血液検査，CT像，切開所見などを含めて総合的に診断する．

4. 癤（フルンケル），痔瘻

> **KEYWORD** 癤：毛包に一致，膿栓，痔瘻：肛門，索状硬結，下床に癒合する皮下腫瘤，初期に痛み，圧痛あり

《癤（フルンケル）》
- 毛包に一致した赤い丘疹で始まり，発赤腫脹．頂点に膿栓．
- 超音波検査：境界不明瞭，不整形の低エコー領域，脂肪織の均質化，根様の拡大．

《痔瘻》
- 肛門周囲の繰り返す炎症．肛門に向かう索状硬結．
- 超音波検査：肛門管と連続する不整形の低エコー領域．毛，粥状物などはなし．
- MRI で確定診断する．

■ 臨床像

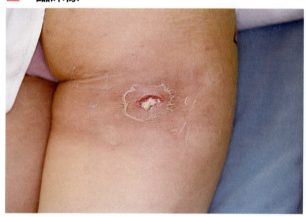

● 臨床像のポイント
境界の明らかではない潮紅，局所熱感，圧痛．
《鑑別診断》
・蜂窩織炎
・痤瘡
・炎症性粉瘤
・慢性膿皮症

■ 超音波画像

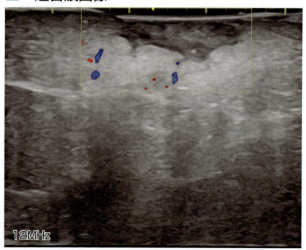

● 真皮
やや肥厚しており，周囲よりもやや低エコーとなっている．真皮下層に血流の増加を認める．
● 皮下脂肪織
上層を中心に隔壁構造は不明瞭となり，高エコー領域になっている．

■ 超音波画像と病理の比較

> 皮下脂肪織：均一，高エコー．
> 脂肪隔壁は低エコー．
> 隔壁に沿って血流増加

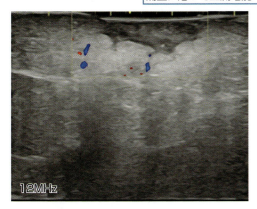
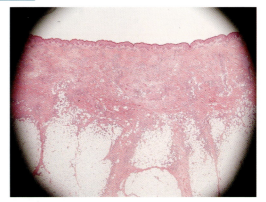

■ 痔瘻

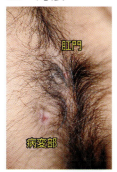
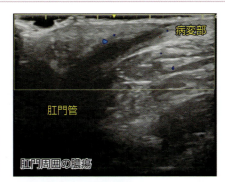

- ●臨床像のポイント
  - ・肛門周囲の膿瘍．
  - ・肛門方向に伸びる索状硬結．
- 《鑑別診断》
  - ・フルンケル
  - ・炎症性粉瘤
  - ・慢性膿皮症
  - ・化膿性汗腺炎

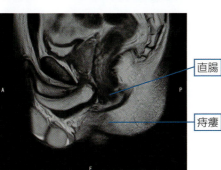

- ●繰り返す肛門周囲の感染症
  膿瘍または瘢痕より肛門に向かう索状硬結あり．
- ●超音波検査
  毛や粥状物がないことを肛門管との連続性を確認．
- ●MRI
  確定診断はMRIが優れている．

POINT◆ 病理との対比

《癤（フルンケル）》
- ●超音波検査：境界不明瞭，不整形の低エコー領域，脂肪織の均質化，根様の拡大．

《痔瘻》
- ●超音波検査：肛門管と連続する不整形の低エコー領域．毛，粥状物などはなし．
- ●MRIで確定診断する．

《各論》 Ⅵ. 治 療

《各論》Ⅵ. 治 療

1．切除する？（良性・悪性の鑑別）
a．脂漏性角化症から有棘細胞癌

KEYWORD 脂漏性角化症，日光角化症，Bowen病，有棘細胞癌

■ 脂漏性角化症

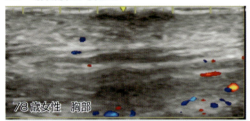
78歳女性　胸部

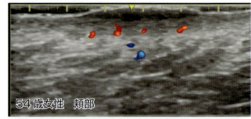
54歳女性　頬部

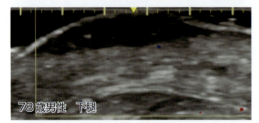
78歳男性　下腿

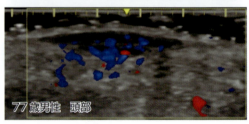
77歳男性　頭部

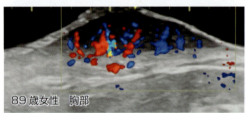
89歳女性　胸部

- ●角層：比較的均一．
- ●表皮：上方に肥厚する．対称性で下端は平滑．
- ●血流：顔面，隆起の強い肥厚型刺激型で増加．比較的対称性．

■ 日光角化症

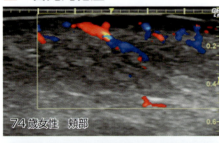
74歳女性　頬部

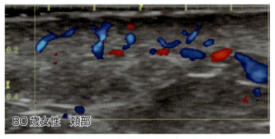
80歳女性　頬部

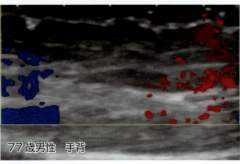
77歳男性　手背

- ●角層：pink and blue sign．pink（高エコー），blue（低エコー）．
- ●表皮：非対称．一部は下方に不規則に伸長．角化の強い例では超音波が減衰し，見えにくい．
- ●血流：顔面では不規則に増加している．四肢では増加は明らかではない．

《各論》Ⅵ. 治　療

■ Bowen 病

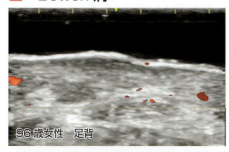
96歳女性　足背

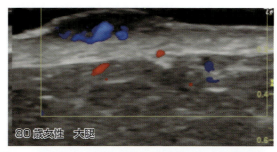
80歳女性　大腿

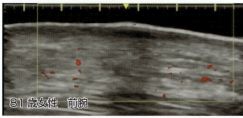
81歳女性　前腕

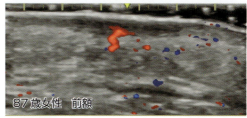
87歳女性　前額

- **角層**：ほぼ均一　角化の強い症例は不均一．
- **表皮**：肥厚．非対称性で，下方に伸長．下端は触手状．
- **血流**：四肢でも不均一に血流の増加を認める．

■ 有棘細胞癌

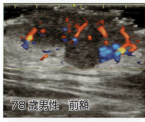
78歳男性　前額

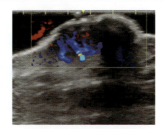

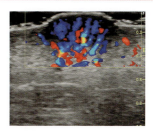

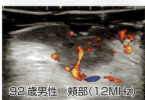
92歳男性　頬部（12MHz）

- **角層**：不均一，潰瘍部は消失．
- **表皮**：下方に向け伸長する．形態は非対称性．
- **血流**：多くは不均一だが，腫瘍全体に増加．

> **POINT ◆ 病理との対比**
>
> 《高周波超音波検査機器（HRUS）》
> - ダーモスコピーは水平面，超音波は断面で腫瘍をそれぞれ評価する．
> - 脂漏性角化症：角層は均一，表皮は上方に肥厚し，下端は平滑．血流増加は対称性．
> - 日光角化症：角層では pink and blue sign が白黒でみられる．非対称性に増殖し，下端に凹凸があり，一部は触手状に延長する．
> - Bowen 病：角層は均一なものから，不均一なものまで．真皮は非対称で，下端は触手状に延長する．血流は不均一．
> - 有棘細胞癌：下方に伸長する．血流増加はほぼすべての例でみられ，不均一な増加．

《各論》Ⅵ．治　療

1．切除する？（良性か悪性かの鑑別）
b．悪性化を疑う所見（血流の偏在）

> **KEYWORD** 悪性化を疑う所見，治療効果判定
>
> ● 良性腫瘍の悪性化をとらえる．腫瘍の一部に血流増加がある場合は注意．
> ● 治療効果確認（外用薬などの効果判定）．日光角化症などが消褪した部位は血流も低下する．
> ● 肉眼所見，ダーモスコピー所見が第一だが，超音波検査を行うことで，プラスαの安全が確保できる．

■ 脂腺腫から脂腺癌が発生

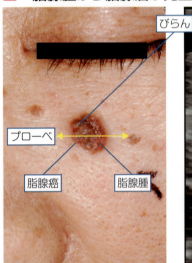
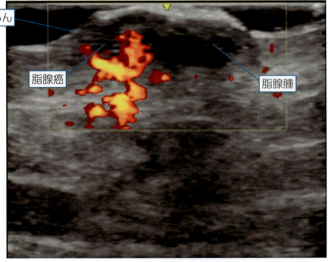

■ 病理検査との比較

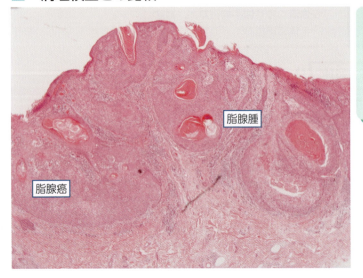

● **血流の偏在**
癌化した部位に一致して血流が増加している．良性腫瘍の多くは血流の増加があっても，対称性で偏在しない．

《各論》Ⅵ. 治療

■ 外用薬の治療効果判定

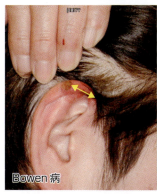

Bowen病

腫瘍部では角層は肥厚し，真皮も肥厚している．腫瘍に伴う炎症のために，表皮直下の真皮の血流が増加している．

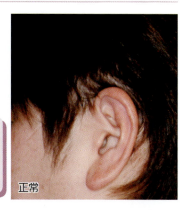

正常

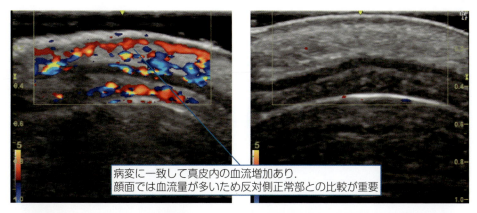

病変に一致して真皮内の血流増加あり．
顔面では血流量が多いため反対側正常部との比較が重要

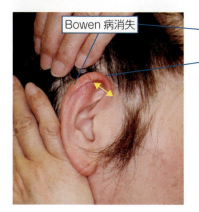

Bowen病消失

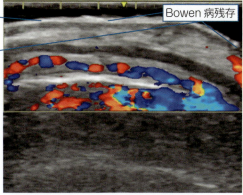

Bowen病残存

POINT◆ 病理との対比

《高周波超音波検査機器（HRUS）》
- 良性腫瘍の悪性化をとらえる：腫瘍の一部に血流の増加がある場合は注意．
- 治療効果確認（外用薬などの効果判定）：日光角化症などが消褪した部位は血流も低下する．
- 肉眼所見，ダーモスコピー所見が第一だが，超音波検査を行うことで，プラスαの安全が確保できる．

《各論》Ⅵ. 治 療

2. 切除範囲の決定（基底細胞癌）

> **KEYWORD** 一部の癌化，日光角化症などの消褪
>
> ● 以前からあった腫瘍が急速に増大，滲出液・出血など癌化が疑われる場合のスクリーニング検査に有用．他の部位と血流や構造に違いがある場合は注意が必要．
> ● 治療後の悪性腫瘍残存のスクリーニング：自然消褪，外用薬などにより消褪した場合，炎症や腫瘍の栄養血管が消失するため，血流に変化が出る．

■ 基底細胞癌の断端

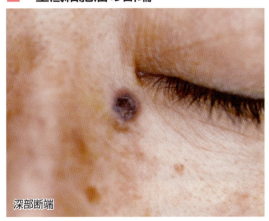
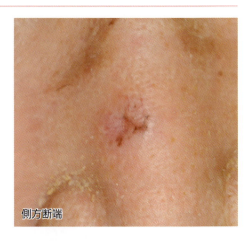

■ 基底細胞癌の深部断端

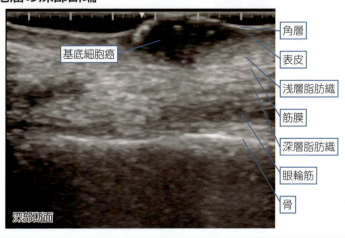

> ● **深部断端**
> 手術時の深部断端は組織の厚さ（計測距離）ではなく，組織の構造の特徴から切除する深さを決めていく．
> 本症例では薄い筋膜部まで基底細胞癌の低エコー領域が至っており，より深部の眼輪筋上まで切除する．

《各論》Ⅵ. 治療

■ 境界のわかりにくい基底細胞癌の側方断端

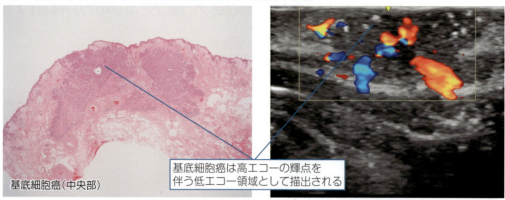

基底細胞癌（中央部）

基底細胞癌は高エコーの輝点を伴う低エコー領域として描出される

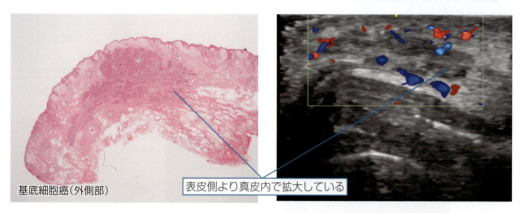

基底細胞癌（外側部）

表皮側より真皮内で拡大している

● 側方断端
- 側方断端では基底細胞癌の低エコー領域を外側に追っていき，消失した部位を外側としてマーキングしていく．
- プローベはメスを入れる傾きで当てていくことが重要．

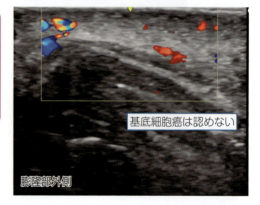

基底細胞癌は認めない

膨隆部外側

POINT◆ 病理との対比

《高周波超音波検査機器（HRUS）》
- 深部断端：深部断端を厚さ（計測距離）ではなく組織構造でみる．
- 側方断端：プローベを腫瘍中央から外側に移動させていき，基底細胞癌の低エコー領域が消失する部位を見つける．メスと同じ傾きを意識することが重要．

《各論》Ⅵ. 治療

3. 脂肪腫（筋膜間）
a. 揉み出し法（低濃度大量浸潤局所麻酔）

KEYWORD 脂肪腫，揉み出し法，TLA，日光角化症などの消褪

- 低濃度大量浸潤局所麻酔（tumescent local anesthesia；TLA）は低濃度（0.1％程度：筆者の施設では1％キシロカインE10mL＋生理食塩水100mL）に希釈したリドカイン製剤を主成分とした局所麻酔薬で術中の疼痛管理を行う方法．
- TLAは麻酔持続時間が長く，翌朝までほとんど痛みを感じない．
- エピネフリン添加低濃度リドカインを使用するTLAでは止血効果が強く，術中の出血を最小限に減らすことができる．
- 脂肪腫の手術では被膜より1cmの部位にTLAを施行することで腫瘍の剥離を容易にすると同時に，外側からの圧を高くすることで圧出しやすくなる．
- 脂肪腫にTLAを施行すると腫瘍が破壊され摘出が困難になる．

■ 脂肪腫の構造

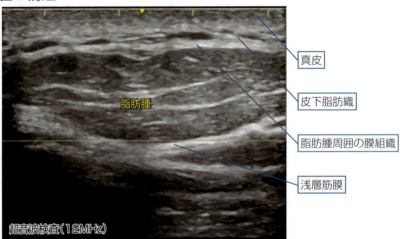

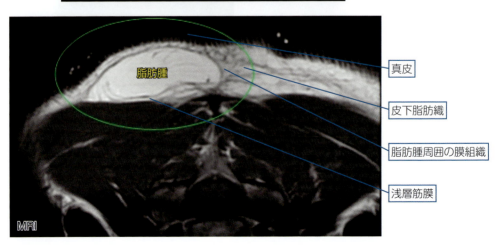

《各論》Ⅵ. 治 療

■ 筋膜間脂肪腫の TLA

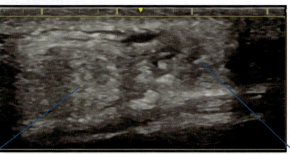

脂肪腫 / 穿刺針

● 穿刺：浅層筋膜と搾腫を包む膜組織の接合部より 1cm 外側を目標に.

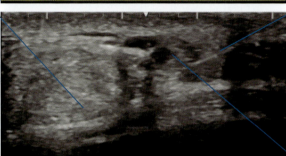

● TLA：脂肪腫が破壊されていないことを確認しつつ，皮下脂肪織内に麻酔を加えていく.

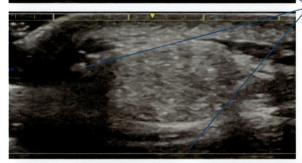

麻酔液

● TLA：腫瘍周囲全周に麻酔液がいきわたっている.

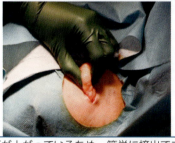

内圧が上がっているため，簡単に摘出できる

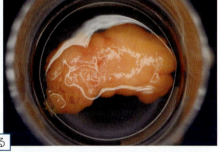

> **POINT◆ 脂肪腫：揉み出し法（低濃度大量浸潤局所麻酔）**
> ● TLA は翌朝まで麻酔効果が持続し，出血も少なく，手術も容易に行うことができる.
> ● 超音波で脂肪腫の膜組織と浅層筋膜を確認し，結合部の外側 1cm を穿刺する.
> ● 1 穿刺 10〜20mL 程度を腫瘍周囲全周が膨隆するように注入する.
> ● 揉み出し法では揉み出すだけではなく，周囲の組織が剥離された部位を指で鈍的に剥離し，線維組織間をヘルニアのように嵌頓した瘤状に突出した部位は指を奥に入れてひっかけて取り出すか，嵌頓部の線維組織を切開すると容易に摘出できる.

3. 脂肪腫
b．切除範囲の決定（真皮由来の脂肪腫）

> **KEYWORD** 真皮由来の脂肪腫，22MHz，裂隙，TLA，真皮と腫瘍の癒合部
>
> ●脂肪腫には真皮の脂肪織から発生するものが1/10程度ある．
> ●真皮由来の脂肪腫は被膜が薄く，軟らかいものが多く，壊れやすい．
> ●通常の横切開で摘出した場合，取り残して再発する可能性がある．
> ●肉眼，触診で脂肪腫上の皮膚を全て取ってしまうことは侵襲が大きく，時に植皮などを要してしまう．
> ●大きな脂肪腫でも発生部位は比較的小さく，高周波超音波検査(HRUS)と低濃度大量浸潤局所麻酔(TLA)を併用することで，小さな傷で手術が可能である．
> ●高周波超音波検査で発生母地の皮膚は脂肪腫との境界が不明瞭で，脂肪腫が真皮に接しているだけの部位はTLAを行うことで間に裂隙ができ，鑑別できる．

■ 真皮由来脂肪腫の構造

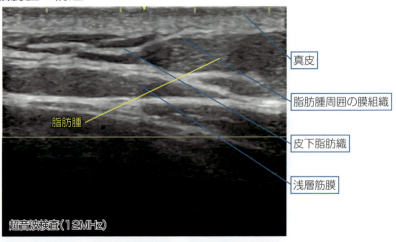

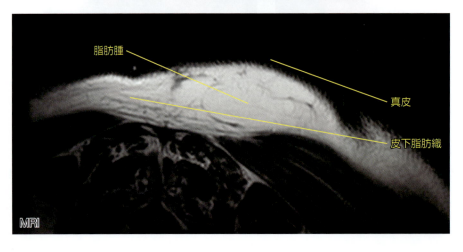

■ HRUS, TLA を利用した脂肪腫と真皮の分離部を確定する方法

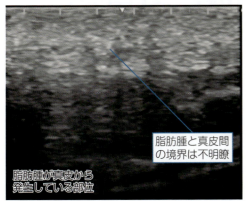
脂肪腫が真皮から発生している部位
脂肪腫と真皮間の境界は不明瞭

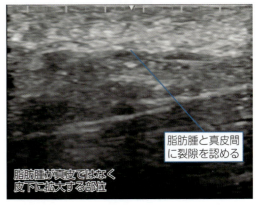
脂肪腫が真皮ではなく皮下に拡大する部位
脂肪腫と真皮間に裂隙を認める

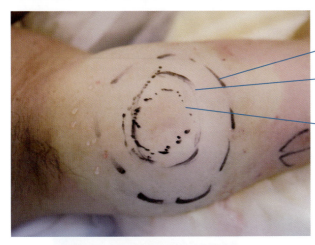

● 臨床像
・最外側の点線は脂肪腫の肉眼所見.
・内側の実線は触診により皮膚と腫瘍が癒合している部位.
・最内側の点線は超音波所見による発生母地.

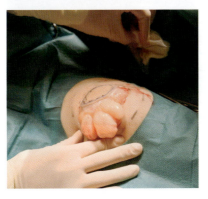

● 穿刺
脂肪腫より1cm外側からTLAを開始する. 真皮・脂肪腫間に裂隙ができれば, その部位に麻酔を追加していくことで, 発生部位の真皮を特定する.

● TLA
真皮を注意深く切開し, 剪刀を真皮・脂肪腫間の裂隙に入れる. TLAで内圧が高くなっているため, 軟らかい腫瘍も軽い操作で排出される.

POINT ◆ 脂肪腫（真皮由来脂肪腫）：切除範囲の決定

- 皮膚に癒合する脂肪腫では発生母地の真皮を取り切る必要がある.
- 超音波検査下でTLAを脂肪腫周囲に行うことで, 軟らかい真皮由来脂肪腫を傷つけずに摘出できる.
- 高周波超音波検査(HRUS)を施行すると, 真皮および脂肪腫間に裂隙を生じ, 発生母地の真皮と鑑別することが可能になる.

4. 不整形膿瘍の切除範囲の決定（毛巣洞，慢性膿皮症，汗腺炎）

> **KEYWORD** 一部の癌化，日光角化症などの消褪
>
> - 慢性化膿性疾患の一部は治療として切除が必要となる．
> - 慢性化し，形態が不整なった部位を明確に鑑別することは難しい．
> - 超音波検査を利用することで，より的確に最小限の手術で摘出が可能になる．
> - まず，超音波検査下で膿瘍，囊腫内に穿刺し，インドシアニングリーンやジアグノグリーンなどの色素を注入する．色素を入れることで，潰れていた瘻孔なども拡張し，境界が明瞭になる．
> - その後，（高周波）超音波検査で境界をトレースする．
> - 色素の存在に気をつけながら，真皮を切開し，一塊の腫瘤として摘出する．

■ 毛巣洞，慢性膿瘍の臨床，超音波検査，実際像

皮下膿瘍の範囲や形態を臨床像からだけで，正確に判断することは難しい．
手術範囲を適正にするためには超音波検査による形態のトレースが重要．

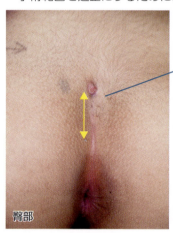
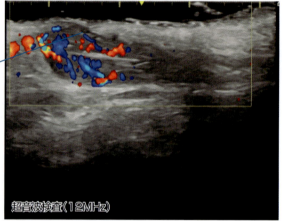

臀部　　超音波検査（12MHz）

● 臀部毛巣洞：MRIで全体像を確認後，手術室で切開する範囲を決定する．

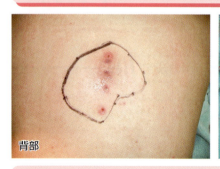
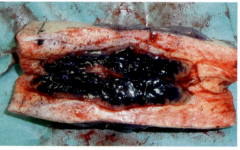

背部

● 慢性の皮下膿瘍：予想よりもはるかに大きな膿瘍を形成していた．

《各論》Ⅵ. 治療

■ 不整形の膿瘍腔を超音波検査でトレースする

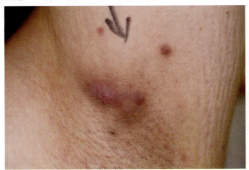
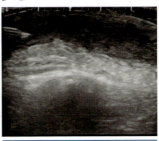

瘻孔がないため，超音波検査下にジアグノグリーンを注入した

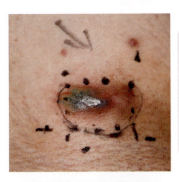

- 色素の注入により，扁平化していた膿瘍内部は拡張し，潰れて扁平化していた側孔も拡張して明瞭化する．
- 中央部分の明らかな膿瘍構造から外側に向けてプローベを移動させ，消失する部分にマーキングを行う．
- 摘出後の標本では数mmの誤差を認めるのみ．12MHzの同じ方法を利用した手術より，超音波の進歩で明らかに誤差が減っている．

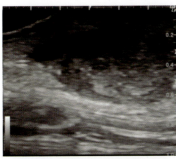
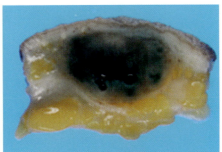

● 中央部
不整形の膿瘍構造が明らか

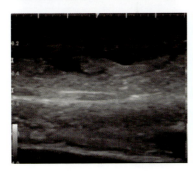
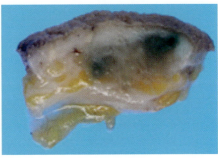

● 末梢部
分かれた側孔まで明瞭に描出される

POINT◆ 不整形膿瘍：切除範囲の決定

- 超音波検査下で膿瘍腔を穿刺し，色素を注入する．
- 色素を注入することで拡張し明瞭化した膿瘍腔を（高周波）超音波下でトレースする．
- 超音波検査機器の進歩により，数mmの誤差で膿瘍腔を摘出できる．

索　引

和文検索

あ
悪性黒色腫　114
悪性リンパ腫　66, 94
圧迫法　216
網目状静脈瘤　225
アミロイド苔癬　180

い
胃癌　98
異所性アポクリン腺　134
異物　104

え
エオジン好性　130
壊死性筋膜炎　240
炎症性粉瘤　18
円板状エリテマトーデス　182

お
音響陰影　22, 26, 77, 211

か
外毛根鞘嚢胞　26
角層　6
下肢静脈瘤　224, 226
ガス壊疽　240, 243
貨幣状湿疹　9, 166
カリフラワー状腫瘤　132
顆粒球腫　11
顆粒細胞腫　92
ガングリオン　38
関節包　38
汗腺炎　258

き
基底細胞癌　124, 252
基底層の液状変性　174
急性動脈閉塞症　214
胸骨出口症候群　222
菌状息肉症　188
筋膜下血腫　46
筋膜上血腫　46
緊満性水疱　184

く
クモの巣状静脈瘤　225
グロムス腫瘍　70

け
脛骨前粘液水腫　164
血管脂肪腫　60

血管腫　48, 68
血管平滑筋腫　62
結節性紅斑　148, 155
結節性多発動脈炎　214
血栓性静脈炎　216
血流の偏在　250
血流誘発法　216
毛の迷入　45
限局性リンパ管腫　72

こ
硬化性脂肪織炎　156
高周波超音波検査　2
光沢苔癬　9, 178
骨腫　74
骨盤内腫瘍　222
固定薬疹　176
コラーゲン沈着　49

さ
サルコイドーシス　162

し
耳下腺腫瘍　102
色素性母斑　108
脂腺腺腫　136
脂腺嚢腫　32
脂腺母斑　134
膝窩静脈血栓　221
脂肪織炎　150, 154
脂肪腫　13, 56, 254
重症虚血肢　210
小伏在静脈　228
静脈石形成　49
小葉性脂肪織炎　152
痔瘻　244
脂漏性角化症　116, 248
　―― irritated type　119
神経鞘腫　82
神経線維腫　78
尋常性天疱瘡　172
深部静脈血栓症　216, 220
蕁麻疹　140
蕁麻疹型反応　142

す
水疱性類天疱瘡　184

せ
星状線維芽細胞　164

瘢　244
石灰化　22
石灰化上皮腫　22
切除範囲　256, 258
線維脂肪腫　60
線維性異形成　76
穿通枝　228

そ
側枝静脈瘤　225

た
苔癬型薬疹　174
苔癬丘疹　172
大伏在静脈　226
多形滲出性紅斑　144, 172
多形腺腫　102
多型慢性痒疹　170
多発血管炎性肉芽腫　214
単純性紫斑　200
丹毒　238

て
低濃度大量浸潤局所麻酔　254, 256
滴状類乾癬　186
デルモイド腫瘍　40
転移性腫瘍　98

と
動静脈瘻　230
動脈系疾患　192
動脈瘤　54
特発性血小板減少性紫斑　198
トンネル状構造　20

な
内頸静脈血栓症　222

に
二次性副甲状腺機能亢進症　214
日光角化症　7, 120, 248
乳頭間隆起　178

ね
熱損傷　104
粘液嚢腫　36
粘膜苔癬　7, 172

の
嚢腫状構造　30, 32

は
肺腺癌　100

260

斑状類乾癬　188
ひ
皮下脂肪織　12
粃糠性鱗屑　186
火だこ　202, 206
皮膚還流圧　213
皮膚混合腫瘍　84
皮膚線維腫　11, 86
びまん性大細胞 B 細胞リンパ腫　94
表在性皮膚脂肪腫性母斑　13
表在臓器超音波検査　2
表皮　8
表皮向性　188
ふ
フィブリノイド変性　202
伏在静脈瘤　225
副乳　96
不整形膿瘍　258
フルンケル　244
分枝状皮斑　202, 204
へ
閉塞性血栓性血管炎　214
閉塞性動脈硬化症　210
扁平苔癬　172
ほ
蜂窩織炎　236, 242
蜂窩状　236
膨疹状局面　170
紡錘形細胞　128
ま
マクロファージ　176
末梢動脈疾患　192
慢性蕁麻疹　140
慢性膿皮症　258
慢性痒疹　168
マントル型リンパ腫　66
む
ムチン沈着　124, 126, 164, 182
も
網状皮斑　202, 206
毛巣洞　42, 258
毛母腫　22
揉み出し法　254
ゆ
有棘細胞癌　128, 248
よ
痒疹結節　168
溶連菌　238
鎧状癌　98

り
隆起性皮膚線維肉腫　90
リンパ管奇形　72
リンパ節腫脹　64
る
類上皮細胞　152
類表皮嚢腫　16

欧文検索
A
acoustic shadow　22, 26, 77
ankle branchial index(ABI)　192, 212
Antoni A 型　82
Antoni B 型　82
atrophie blanche　208
B
Bazin 硬結性紅斑　152
Bowen 病　122, 249
Buerger 病　214
C
CEAP 分類　225
claw clutching a ball　9, 178
critical limb ischemia(CLI)　210
CT-angiography(CTA)　192, 212, 213
D
digital mucous cyst　36
Duplex 法　230, 232
DVT　216
E
erytheme ab igne　202, 206
F
finger test　241
fibrous dysplasia　76
G
glomangioma　70
glomangiomyoma　70
glomus tumor proper　70
grenz zone　90
H
hemosiderotic histiocytoma　88
high-resolution ultrasonography(HRUS)　4
I
IgA 血管炎　194, 199
ISSVA 分類　50
L
Langhans 型巨細胞　152

livedo racemosa　202
livedo racemose　204, 208
livedo reticularis　202, 206
livedo reticularis with summer ulceration　208
loblar panniculitisu　152, 154
M
Miescher 母斑　110
MR-angiography(MRA)　192
mucoblast　164
myxoma type　36
N
nucleus crowded　122
O
Osteoma 骨外骨腫　74
P
palpable purpura　194
pencil-line　125, 126
peripheral artery disease(PAD)　192
pilonidal cyst　42
pink and blue sign　7, 120
polyarteritis nodosa cutanea(PNC)　202
Pretest Clinical Probability Score　221
R
rete ridge　178
S
saphenous compartment　229
saphenous eye　227
skin perfusion pressure(SPP)　192, 212, 213
solar elastosis　120
Spitz 母斑　112
squamous eddy　118
Stevens-Johnson 症候群　144
T
tumescent local anesthesia(TLA)　254
U
Unna 母斑　108
V
venous lake　52
venous malformation　48, 50
Verocay body　82
W
Warthin 腫瘍　102

検印省略

皮膚疾患超音波アトラス

定価(本体7,000円＋税)

2019年6月3日　第1版　第1刷発行

著　者　沢田　泰之
　　　　さわだ　やすゆき
発行者　浅井　麻紀
発行所　株式会社 文光堂
　　　　〒113-0033　東京都文京区本郷7-2-7
　　　　TEL（03）3813-5478（営業）
　　　　　　（03）3813-5411（編集）

ⓒ沢田泰之, 2019　　　　　　　印刷・製本：壮光舎印刷

乱丁, 落丁の際はお取り替えいたします.

ISBN978-4-8306-3470-3　　　　　　　Printed in Japan

- 本書の複製権, 翻訳権・翻案権, 上映権, 譲渡権, 公衆送信権（送信可能化権を含む）, 二次的著作物の利用に関する原著作者の権利は, 株式会社文光堂が保有します.
- 本書を無断で複製する行為（コピー, スキャン, デジタルデータ化など）は, 私的使用のための複製など著作権法上の限られた例外を除き禁じられています. 大学, 病院, 企業などにおいて, 業務上使用する目的で上記の行為を行うことは, 使用範囲が内部に限られるものであっても私的使用には該当せず, 違法です. また私的使用に該当する場合であっても, 代行業者等の第三者に依頼して上記の行為を行うことは違法となります.
- JCOPY〈出版者著作権管理機構 委託出版物〉
本書を複製される場合は, そのつど事前に出版者著作権管理機構（電話03-5244-5088, FAX 03-5244-5089, e-mail：info@jcopy.or.jp）の許諾を得てください.